젊고 건강하게 사는 법

회춘의 비밀
단전&호흡
사용법

이성권(星君)

건강다이제스트 社

추천사

건강과 장수를 위한 좋은 길잡이 될 듯!

건강한 노화와 장수는 오늘날 백세시대에 큰 관심을 받는 키워드입니다. 의학의 발전과 생활 환경의 개선으로 인간의 평균수명은 연장되었고, 늘어난 노년기를 더 젊고 활력 있게 보낼 수 있도록 건강관리에 대한 필요성이 높아지고 있습니다.

삶의 질을 떨어뜨리는 만성질환을 예방하고, 젊음과 건강을 유지하려면 다양한 건강 습관을 실천하는 것이 중요합니다. 특히 스트레스에 대한 조절력을 높이기 위해서는 자신에게 맞는 건강법을 익힐 필요가 있습니다. 그런 면에서 『회춘의 비밀-단전과 호흡 사용법』은 건강증진을 위한 다양한 해법을 제시하고 있습니다.

나는 개인적으로 이성권 원장과 건강수련법과 관련해 각별한 인연이 있습니다. 이 원장은 이 책에서 오랜 수련을 통해 깨달은 단전과 호흡에 관한 내용을 고전 및 생명 과학적 지식을 인용해 풀어내며 독자들의 이해를 돕고 있습니다. 그리고 각 항목의 건강법들도 누구나 쉽게 따라할 수 있어 젊음과 건강을 위한 지침서로서 손색이 없어보입니다.

최근 현대의학으로 원인과 치료법을 알 수 없는 질병들로 인해서 건강증진의학과 대체의학에 대한 관심이 높아지고 있습니다. 이러한 시점에 이 책은 건강과 장수를 위한 좋은 길잡이가 될 것 같습니다.

나우브레인클리닉 원장
내과전문의 의학박사 변현주
국제공인 뉴로피드백 및 정밀뇌파 전문가(BCN & QEEG-D)

추천사

단전과 호흡에 대한
남다른 깨달음 담고 있어…

　건강하고 행복하게 사랑하는 사람들과 오래도록 함께 산다는 것은 인간이 받을 수 있는 가장 큰 축복일 것입니다. 이 책에서는 단전과 호흡으로 그 축복을 받을 수 있다고 말합니다.

　『동의보감』에서는 단전을 오장육부에 물을 대는 저수지와 같다고 했습니다. 또한 호흡이 화평해지면 기혈이 안정되어 장수할 수 있다고 했습니다. 이처럼 단전과 호흡을 관리하여 심신을 평안케 한다면 사람의 수명이 천명天命에만 맡겨진 것은 아닐 것입니다.

　몇 해 전, 이 책의 저자인 이성권 원장으로부터 의료기공 마스터 과정을 이수하였습니다. 의료기공은 스스로 건강을 돌보고 환자를 도울 때마다 보탬이 되어 주었습니다.

이성권 원장의 『단전과 호흡 사용법』은 그동안의 단전과 호흡에 관한 패러다임을 완전히 바꿔놓은 새로운 형태의 수련법으로서 단전과 호흡을 수련해 온 많은 사람들에게 새로운 길을 열어 보이고 있습니다.

이 책에는 이성권 원장이 오랜 수련을 통해 얻은 내공이 그대로 담겨있습니다. 단전과 호흡에 대한 남다른 깨달음으로 예전 수련법들이 풀어내지 못했던 많은 부분을 명쾌하게 밝히고 있습니다. 이 소중한 결실을 보게 한 이성권 원장의 한결같은 노력과 높은 혜안에 찬사를 보냅니다.

지리산 다함한의원 원장
한의학박사 김주안 박진우 부부

머리말

아기들의 행동과 숨쉬기를 따라하면 젊고 건강해질 수 있습니다!

유사 이래 인류의 최대 관심사 중 하나는 '어떻게 하면 더 젊고, 건강하게 장수할 수 있을까?'입니다. 진시황이 영생을 꿈꾸며 불로초를 구하고자 했던 것도 다 그런 이유에서입니다. 만약 불로초가 있다면 그것은 몸 밖에 있지 않고 내 몸 안의 단전과 호흡에서 찾을 수 있습니다.

그래서 지금껏 몰랐던 단전과 호흡에 대한 과학적 사실을 알리고, 올바른 사용법으로 누구나 건강하게 장수할 수 있도록 이 책에서 그 해법을 제시합니다.

『단전과 호흡 사용법』의 궁극적인 목적은 젊고 건강한 삶에 있으며, 단전과 호흡 수련을 통해 건강수명을 늘리는 데 있습니다.

건강과 젊음의 상징은 '밝음'입니다. 밝음은 주로 얼굴에 나타납니다. 아이와 어른들의 얼굴빛 밝기가 다르고, 건강한 사람과 그렇지 않은 사람의 얼굴빛이 다른 건 그 때문입니다. 밝음의 표상인 아기들의 행동과 숨쉬기를 따라하면 온몸의 빛이 밝아져 동안童顔, 동체童體, 동심童心으로 돌아가 젊고 건강해질 수 있습니다. 봄이 다시 돌아오듯 아기들의 순수 건강체로 되돌아가 회춘回春할 수 있게 됩니다.

　이것은 내가 이 책을 쓰게 된 모티브가 되었으며, 이러한 영감을 준 이들이 바로 나의 빛 같은 존재인 세 명의 손주들입니다. 친구 셋이 모이면 그중 한 명은 스승이 된다고 하지만, 나에겐 손주 셋 모두가 단전과 호흡의 훌륭한 스승입니다.

　나는 일과 후 오후 6시면 어김없이 손주들과 만납니다. 한 시간 반가량 동심으로 돌아가 아이들의 눈높이에서 같이 웃고 놀이하며 스스럼없이 어울리다 집으로 갑니다. 때 묻지 않은 자연 그대로인 아이들의 순수한 마음으로 돌아가 한바탕 신나게 놀고 나면 순수한 내 본모습을 찾은 기분이 듭니다. 이것이 수행자들이 찾고자 하는 태어날 때 마음인 사람의 본성인가 싶습니다. 그래서 아이들이 모두의 스승인 셈입니다.

아이들의 커가는 모습에서 아깃적에 하는 용쓰기와 뒤집기, 배밀이 등 뱃심 기르기 동작들은 단전의 힘을 키우려는 본능적인 반사행동으로 보입니다. 나는 이러한 행동을 지켜보면서 이것이 바로 '아기 단전법'이라 직감하고, 아기 단전법인 '회단수'를 체계화하여 이를 따라하면 젊고 건강하게 회춘할 수 있도록 하였습니다.

나이 들면 밥심과 뱃심으로 살아간다고 합니다. 이중 뱃심이 단전의 힘입니다. 회단수로 단전의 힘을 기르면 건강수명을 늘릴 수 있습니다.

갓난아기가 잠잘 때 하는 고요한 호흡은 보는 이로 하여금 마음을 편하게 합니다. 엄마 뱃속에서부터 해 오던 배꼽 호흡입니다. 이것이 태식이며, 배꼽으로 숨을 쉬는 아기 호흡법입니다. 태식을 하면 호흡이 젊어집니다. 그래서 나는 아기 호흡법 '태식'을 또 다른 회춘의 한 방편으로 삼았습니다.

이 책은 아기들의 단전법인 '회단수回丹守'와 아기들의 호흡법인 '태식胎息'으로 단전과 호흡을 따로 수련하여 건강에 도움이 되도록 하였습니다.

이처럼 단전과 호흡은 원래 서로 분리되어 독자적으로 수련해 왔습니다. 단전은 연단煉丹 수련으로, 호흡은 태식胎息 수련으로 된 별개의 수련법이었습니다.

그런데 언제부턴가 단전과 호흡이 합쳐진 '단전호흡'으로 사람들에게 알려지면서 무리한 수련에 따른 부작용으로 건강을 해치는 경우가 생기게 되었습니다. 호흡에 대한 과학적 사전 지식 없이 특정한 수련자의 극단적이고 초월적인 호흡을 따라하게 되면서 생긴 예견된 일이었습니다.

수련의 핵심은 집중인데, 우리의 뇌는 한 번에 한 가지밖에 집중하지 못합니다. 따라서 단전 수련은 단전에 집중해야 하고, 호흡 수련은 호흡에 집중해야 합니다.

그러나 단전호흡은 단전과 호흡, 두 곳을 동시적으로 과도하게 집중하면서 뇌의 인지적 과부하로 두통, 흉통, 상기증, 환영, 환청, 주화입마 등의 신체적, 정신적 부작용으로 득보다 실이 많아지게 됩니다.

이처럼 단전호흡의 부작용은 건강에 직접적인 영향을 미치기 때문에 신중할 필요가 있습니다.

『단전과 호흡 사용법』에서는 원래대로 단전과 호흡을 따로 수련하며, 여기에 생명과학과 자연의 법칙을 인용하고, 40여 년 나의 오랜 수련 경험을 더하여 소개합니다.

내가 이렇게 오래도록 수련을 한 계기가 있습니다. 나는 어릴 적부터 약물에 대한 거부반응으로 항생제나 진정제 등을 먹을 수 없었습니다. 그 대안으로 지금껏 단전 수련 등의 운동요법과 호흡법을 통한 양생법에 주력하며 건강을 유지하고 있습니다. 따라서 대안 요법의 길을 찾고 있거나, 젊고 건강하게 장수하길 바라는 이들에게 이 책이 한 줄기 빛이 되었으면 합니다.

끝으로 이 책의 원고를 마감하면서 부족함과 아쉬움이 있습니다. 개인적으로 통찰력과 수련이 더 깊어진 후 책을 펴냈으면 하는 미련이 남습니다. 그러나 내 나이 시인 두보가 말한 「人生七十古來稀」가 지났습니다. 하루라도 총기가 더 남아 있을 때 글을 쓰는 게 낫겠다는 생각이 미련을 떨치는 데 일조하였습니다.

그리고 이 책을 구상하는 데 많은 영감을 주고 힘이 돼준 세 명의 손주들 승현이, 아현이, 다인이 고맙고, 사랑합니다. 부디 건강하게 잘 자라길 소망합니다.

빛 맑은 오월 둔촌골

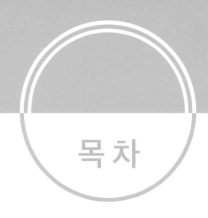

목 차

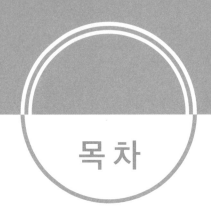

목 차

PART

01

단전이란 무엇인가?

- 단전의 비밀
- 단전과 체강

단전의 비밀

새생명 탄생의 메커니즘은 경이롭고 신비하다. 특히 영적, 정신적으로 점지된 인간의 탄생은 더욱 그러하다. 먼저 정자와 난자가 만나 수정되면서 생리적으로는 배아가 생겨나고, 물리적으로는 단丹이라는 원초적 에너지가 형성된다.

그리고 배아가 태아로 자라면서 단은 네 곳의 단전丹田으로 분화된다. 이것이 4대 체강(두개강, 흉강, 복강, 골반강)의 중심에 자리하는 4대 단전(상단전, 중단전, 하단전, 성단전)이다.

4대 단전의 뿌리가 되는 단은 성단전에 자리하며, 마치 요가의 차크라 수련에서 성 센터의 쿤달리니와 같은 존재다.

🌱 생명 탄생과 단의 기원

지구의 나이가 약 45억 년쯤 되지만, 지구상에 생명체가 언제, 어떻게 출현했는지는 아직도 정확하게 밝혀진 것이 없다. 다만 생명 기원에 대한 몇 가지 가설들은 존재한다. 그러나 이 또한 이론이 분분하다. 그중 원시 지구의 기체와 액체를 이루는 원소들이 서로 화학적 반응을 일으켜 생명의 기초물질이 만들어졌고, 이들이 다시 오랜 세월 복잡한 생화학적 진화 과정을 거쳐 원시 생명체를 탄생시켰다는 추론이 생명 기원에 대한 여러 가지 가설의 기본 바탕을 이루고 있다.

아무튼 지난 40억 년 동안 지구상에 생명의 역사가 이어져 오면서 아마도 인간의 DNA 속에는 생명 기원의 역사가 오롯이 기록되어 있을 것이다. 그리고 이러한 유전자를 가진 인간이 지구상에 출현한 시기는 여러 학설이 있지만 100만 년은 넘지 않아 보인다. 그러나 현생인류의 뇌 용량과 거의 비슷한 가장 인간다운 인류의 조상으로 알려진 호모사피엔스는 약 30만 년 전에 이 땅에 왔다는 것이 화석 연구로 밝혀진 최근의 학설이다. 그렇다면 인간은 어떤 생명 메커니즘으로 지금까지 종족 번식을 유지해 왔을까?

생명과학의 물질적 관점에서는 이해될 부분들이 있지

만, 만물의 영장이라 할 수 있는 인간의 탄생에는 그것이 전부가 될 수는 없다. 왜냐하면 인간은 감정의 동물이자 영적인 동물로서 생물학적인 것 외에 여러 복합적 요인으로 진화를 거듭해 왔기 때문이다.

이렇듯 한 인간이 태어나기까지 단순치 않은 과정으로 이뤄진 생명 탄생의 비밀은 불가사의하고 신령스럽다. 인간 탄생의 위대한 시작은 좁쌀보다 훨씬 작은 정자에서 비롯된다.

정자는 고환에서 생산된 남성 생식세포이다. 정자는 머리와 꼬리로 이뤄진 작고 길쭉한 모습이며, 눈으로 볼 수 없을 정도로 작은 세포조직이다. 머리 부위는 유전물질인 DNA를 포함하고 있고, 머리의 중간쯤에 있는 중편에서 미토콘드리아의 화학작용으로 운동에너지(ATP)를 만들어

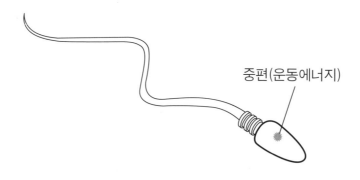

중편(운동에너지)

그 에너지가 원동력이 되어 정자가 난자를 향해 달려가도록 한다. 이러한 운동에너지가 만들어진 중편이 정자의 단전^{丹田}에 해당한다.

정자는 중편에서 생성된 운동에너지의 추진력으로 전진하게 되는데, 이때 정자는 꼬리를 올챙이처럼 좌우로 흔들지 않고 나선형으로 회전하며 난자를 향해 나아간다고 한다. 회전의 추진력이 다른 무엇보다 강하다는 것을 본능이 알고 있다는 것이다.

야생의 세계에서 한 마리의 강한 수컷이 암컷을 독차지하여 자신의 유전자를 남기듯이, 수많은 정자 중에서도 운동에너지가 강하고 힘이 좋은 하나의 우성 정자가 난자를 만나 수정하게 된다.

이처럼 정자는 난자를 수정할 전적인 책임이 있다. 수정 확률을 높이기 위해 정자가 떼를 지어 하나의 난자를 향해 사력을 다해 돌진하게 된다. 경쟁률은 약 3억 대 1이다.

정자는 중편의 운동에너지로 난자를 만나 유전자 보존의 임무를 마치게 된다. 이때 정자의 운동에너지는 소멸하지 않고 빛에너지로 변환된다. 배아기를 거쳐 태아가 잉태되면서 빛에너지는 태아의 생식기관 중심자리에 단전^{丹田}이 된다. 마치 솥에 물을 끓일 때 불의 열에너지가 솥뚜껑을 들썩이게 하는 운동에너지로 바뀌는 것과 같은 이치다. 또한 화약의 화학에너지가 총알의 운동에너지로 바뀌는 것과도 같은 원리다.

이것은 한 번 생겨난 에너지는 소멸하지 않고, 에너지의 성질이 변할 뿐이라는 과학의 '에너지 보존의 법칙'에 따른 것으로 단의 기원에 대한 과학적 당위성을 말해준다. 이처럼 정자의 운동에너지가 빛에너지로 변환되어 한 점의 빛이 단으로 자리하게 되는데, 마치 태초에 우주의 탄생에서 대폭발로 인해 최초의 물질인 빛이 생겨난 원리와 같다.

인간 탄생에서 생긴 단의 크기는 비록 좁쌀만 한 작은 빛이지만, 그 빛의 밝기는 새벽녘의 샛별처럼 밝게 빛나며, 온몸을 밝히는 찬란한 생명의 빛이 된다.

에너지 보존의 법칙

불변의 에너지 법칙 중 하나인 '에너지 보존의 법칙'에 따르면 우주의 에너지 총량은 일정하며 새로 에너지가 생성되거나 소멸하지 않는다고 한다.

결국 새로 생긴 에너지도 독자적으로 생성된 것이 아닌, 다른 에너지에서 변형되었거나 영향을 받아 생긴다는 것이다. 다시 말해 한 번 생긴 에너지는 그 형태를 바꾸거나 다른 곳으로 전달될 뿐 절대 소멸하지 않는다는 것이다.

'단'을 한마디로 정의하면 '빛'이다. 그리고 그 빛이 모여서 빛의 밭이라 부르는 단전이 된다. 단전은 에너지 센터로서 인체에 물리적인 에너지를 지원하고, 생명력을 높이는 데 필수적인 역할을 한다.

인체의 생식기관 중심에 자리한 단은 요가에서 말하는 쿤달리니의 존재와 유사하다. 쿤달리니는 생명 에너지로서 척추 기저부에 휴면상태로 형체 없이 존재하며, 이를 각성시켜 깨우면 생명력이 강해진다는 수련자들의 오랜 믿음에서 비롯된다.

기초적 생명 에너지인 '단' 역시 척추 기저부 생식기관 중심자리에 빛 알갱이인 광자의 집합체 형태로 존재하기 때문에 투명한 빛으로서 형체가 없다. 그래서 옛 선현들은 단을 '붉은 丹'이라 하여 연적색 빛으로 이미지화하였다. 이것은 과학에서 무형의 원자를 이미지(⚛)로 형상화하여 원자를 누구나 상상하기 쉽게 한 것과 같다.

또한 단을 아침에 뜨는 '붉다'라는 의미의 태양을 연상케 하였다. 그것은 옛글에서 태양을 '붉'이라 하여 '붉다'와 '밝다'라는 두 가지 의미로 쓰였기 때문이다.

단의 붉은빛이 정자 ATP에서 변환되어 태아의 생식기관 중심에 자리하며 생명의 빛을 점화시키게 된다. 단은 생명의 근간이며, 원초적 에너지로서 사람이 생존하는 동안 생

명의 빛으로 존재하다가 생명이 다하면 빛에너지는 엔트
로피로 변환되어 또 다른 에너지 형태로 우주 만물에 영향
을 준다. 사람이 살아 있는 동안 단전 수련으로 단을 빛나
게 하면 생명력은 점차 높아진다.

🌱 단전의 형성 과정

아기는 잉태 과정에서 먼저 형성된 단의 영향과 모태에
서 공급받는 에너지로 배꼽 뒤에 에너지 센터가 조성되는
데 이곳이 단전丹田이라 부르는 팥알 크기의 하단전 자리다.
태아의 하단전은 탯줄로 에너지를 공급받으며 엄마의 절
대적인 영향으로 열 달 동안 에너지 센터를 유지하게 된다.
그리고 출산 후 탯줄이 끊기면서 그동안 모태에 의존하던
에너지를 하단전에 급격히 몰린 에너지로 대체하게 된다.
그것은 하단전이 인체의 무게중심에 해당하므로 탯줄이 끊
기면서 아기의 무게중심으로 에너지가 자연스럽게 몰리기
때문이다.
출산 후부터 아기들은 누워서 머리 들기, 팔다리 들기 등
의 본능적인 자생력으로 단전의 힘을 점차 키워나가게 된
다. 또한 뒤집기를 시도하고, 뒤집어서 팔다리를 들어 버
둥거리고, 배밀이와 용쓰기 등을 하며 뱃심을 키워나가는

본능적 행동을 하게 된다.

이처럼 아기들은 용쓰기와 뱃심 등을 통해 점차 단전의 힘을 기르는 반사행동을 시작한다. 용쓰기는 아기들이 주먹과 온몸에 힘을 주고 몸을 크게 비틀며 '끙끙'대는 행동이다. 이것은 뭉친 근육을 풀고 성장판을 자극하는 아기들의 본능적인 몸짓이며, 뱃심을 키우기 위한 선행 동작이기도 하다. 태아 적에는 배설의 필요성을 느끼지 못해 배에 힘을 줄 필요가 없지만, 출생 후에는 대소변을 볼 때 뱃심이 필요하다. 그래서 본능적으로 용쓰기를 하며 뱃심을 키우게 된다.

이러한 뱃심 키우기는 배밀이와 함께 단전의 힘을 기르는 아기들의 본능적인 반사행동이다. 이것을 '아기 단전법'이라 하며 단전 수련의 시초가 된다.

단전이 형성되는 과정은 나뭇가지에 매달린 과일이 익어가는 과정과 흡사하다. 태아 때 형성된 풋과일과 같은 단전은 유아기를 지나서 아동기와 청소년기를 거치며 과일이 여물듯이 단단해져 간다. 이때 생긴 단전의 힘으로 사춘기를 호연지기와 질풍노도의 시기로 보내게 된다. 그러다 나이 들어 노화가 시작되면 단전의 힘도 약화되어 뱃심과 배짱이 약해지며 허리가 구부러지고, 자신감이 없어지는 등 신체와 의식 에너지 모두가 쇠약해진다.

단전의 힘이 약화된 징후가 특이하게도 귀 부위에 드러난다. 즉, 귀 구슬의 앞쪽에 세로로 주름이 지면 단전이 약화된 것으로 판단한다. 귀는 엄마 뱃속에 웅크리고 있는 아기 모습과 흡사하다. 그래서 신체의 각 부위가 귀의 상응점과 연결되어 있다.

귓불은 태아의 머리 부분에 해당하고, 귓바퀴는 등뼈에 해당하는 등 귀 모양과 태아의 모습이 닮아있다. 이러한 둘의 닮은 점에 착안하여 귀의 상응점을 자극하는 이침요법을 제창한 사람이 프랑스의 폴 노지에 박사다. 민간요법에서도 귀를 자극하는 건강법이 오래전부터 전해져 오고 있다. 그리고 중국의 고대 의서에서도 귀를 자극하는 양생법이 소개되어 있다. 특히 귀 앞쪽의 귀 구슬은 태아의 배꼽에 해당하며, 귀 구슬의 바로 앞쪽 부위가 단전 자리라고 하였다.

🌱 단전은 인체의 무게중심

작은 돌멩이부터 지구에 이르기까지 모든 물체는 에너지가 중심으로 향하는 무게중심이 존재한다. 그래서 무게중심이 약한 돌은 쉽게 부서지고 무게중심이 강한 돌은 단단하다. 그것은 물체의 무게중심 쪽으로 끌어당기는 강력한 힘이 작용하기 때문이다.

사람은 몸 중심의 상징인 배꼽 뒤 7~8cm쯤 되는 곳이 무게중심이다. 이곳이 흔히들 단전이라고 하는 하단전 자리다. 단전의 무게중심이 약한 사람은 내공이 약해져 쉽게 피곤해지고, 허리가 구부정하고, 걸음이 느리고, 면역력이 약하다.

이러한 내공 상태를 간단하게 측정하는 방법이 있다. 상대와 서로 마주 앉아 주먹을 맞대고 지그시 밀어보면 내공이 약한 사람은 뒤로 상체가 밀리게 된다. 팔 힘과 몸무게, 남녀노소와 상관없이 누구하고도 할 수 있다.

태아는 모태로부터 탯줄로 에너지를 공급받아 배꼽 뒤 무게중심 쪽 단전에 기운을 모아서 전신으로 에너지를 보내게 된다. 사과는 씨가 있는 부위가 무게중심이며, 이곳이 사과의 단전이다. 아기의 탯줄에 해당하는 사과 꼭지를 통해 사과의 단전 부위로 영양분을 공급받아 사과가 익어간다.

지구의 무게중심은 용암이 펄펄 끓고 있는 지구의 핵이다. 지구의 무게중심으로 강한 중력이 작용하여 지구가 형체를 유지하고 지구상의 모든 물체를 우주로 날려 보내지 않고 지구상에 붙들어 놓게 된다. 그래서 지구의 무게중심인 핵이 지구의 단전이다.

이처럼 모든 물체는 중심에 끌림의 힘이 존재한다. 그것은 에너지가 모이는 물체의 중심에 강한 기운이 작용하기 때문이다. 인체의 단전 부위도 마찬가지다.

고래 적 방식으로 하단전을 흔히 배꼽 아래 2촌, 3촌쯤 되는 특정한 혈 자리나 그 안쪽을 지목하는 것은 과학의 무게중심 앞에서는 별 의미가 없어 보인다. 몸의 전체적인 무게중심은 성단전과 하단전의 두 단전으로 크게 나뉘지만, 세부구조상 체강마다 무게중심이 존재하며, 각 체강의 중심에 단전이 각각 자리하게 된다.

인체의 무게중심에 있는 단전 자리의 비밀은 놀랍게도 약 600년 전 레오나르도 다빈치의 '다빈치 노트'에 숨겨져 있으며, 인체 중심의 스케치와 함께 소개되어 있다.

모든 학문을 두루 섭렵한 천재적 영감을 지닌 레오나르도 다빈치는 원과 정사각형 안에 사람이 팔다리를 뻗고 서 있는 유명한 그림을 '다빈치 노트'에 남겼다. 그가 남긴 이 한 장의 그림 속에는 인체에 대한 수학적, 물리적, 철학적인 의미가 두루 숨겨져 있다. 즉, 다빈치의 그림에서 팔을 위로 뻗어서 원을 그리면 그 중심은 배꼽 부위가 되고, 팔을 옆으로 뻗어서 정사각형이 되면 그 중심은 생식기 부위가 된다.

이처럼 인체는 에너지 센터가 배꼽과 생식기 부위의 두

군데에 존재한다고 수학적인 도형으로 나타내고 있다. 입체적으로는 무게중심이 있는 배꼽과 등 쪽의 중간쯤에 하단전이 자리하고, 치골과 천골 중간쯤의 무게중심에 성단전이 자리한다.

　다빈치 그림은 하늘을 원형으로, 땅을 사각형으로, 그 중심에 사람을 두고 있는 인간 중심사상을 상징적으로 보여준다. 이것은 동양사상에서 하늘은 둥글고 땅은 모나며, 그 중심에 삼각의 사람이 있다는 천원지방天圓地方의 인본

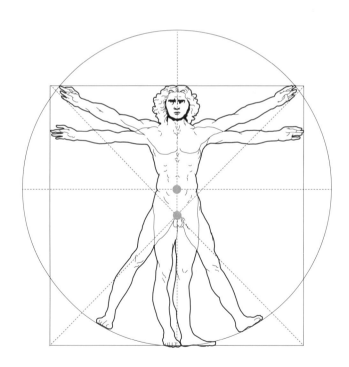

주의 사상과 맥을 같이 한다.

'내가 우주의 중심'이라고 생각만 해도 내가 우주의 무게 중심이 되며, 나에게 우주 에너지가 집중될 것이다. 그래서 언제 어디서든 내가 있는 곳이 세상의 중심이 되므로 우주 에너지가 내 몸에 늘 자동 충전된다.

🌱 단전은 원운동으로 회전한다

우주 한가운데 있는 나를 중심으로 우주 전체가 원을 그리며 돌고 있다고 상상해보자. 이러한 우주의 영향으로 원의 중심자리인 하단전이 원운동을 하며 회전하게 된다.

원운동이란 원의 둘레를 따라 회전하는 운동을 말하며, 원의 궤도를 따라 회전하는 모든 운동을 원운동이라 한다. 지구의 자전과 공전, 태양의 자전과 공전이 모두 원운동이다. 또한 태풍과 같은 회오리바람도 원운동을 하고, 미립자인 원자, 전자에서 우주의 은하계에 이르기까지 모두 원운동을 한다.

원운동은 두 개의 힘이 작용한다. 중심에서 밖으로 나가려는 원심력과 중심으로 끌어당기는 구심력이 작용하여 원을 그리며 에너지를 강하게 한다. 육상종목의 해머던지기는 원심력과 구심력을 이용한 대표적인 원운동이다. 그리고 추석 보름달 아래에서 부녀자들이 원을 그리며 손을 잡고 돌면서 "강강술래"를 외치는 우리나라 민속놀이는 원래 강한 적과 싸우기 전에 병사들의 사기를 북돋우려고 했던 전술 중의 하나였다고 할 만큼 원운동은 에너지를 높이는 데 널리 이용된다.

과학의 '소용돌이 이론'에 따르면 모든 물질의 실체는 회전하는 에너지장이며 고체로 정지된 입자는 없다고 한다. 이처럼 우주 만유는 모두 원운동의 회전체로 존재하고 있으며, 이들은 끊임없이 원운동을 하며 조화를 이룬다.

따라서 인간도 이러한 원운동에 순응하면 에너지 상승 효과를 얻게 되고, 원운동에 역행하면 에너지가 소모된다. 인체 주위에는 전자기장이 굴렁쇠 도는 방향으로 원운동하고 있다. 이때 전자기장이 도는 방향으로 의념하면 단전에 에너지가 충전되고, 반대 방향으로 의념하면 에너지가 빠져나간다.

인체는 몸 주위에 미세한 전류가 흐르는 하나의 전기체이다. 전기체로 된 몸 주위는 보이지 않는 전자기장(=에너지장)이 원운동하고 있다. 마치 자석 주위에 자기장이 감돌고 있듯이 몸 주위도 에너지장이 원운동으로 돌고 있다.

이렇게 원운동 하는 에너지장 중심이 인체의 하단전이다. 하단전 자리는 중심으로 끌어당기는 중력中力의 작용으로 에너지가 응축된 곳이며, 이를 활성화하기 위해 단전 수련으로 하단전의 빛을 에너지장이 도는 방향으로 원운동을 시킨다.

길을 갈 때 에너지장을 의념으로 원운동을 하면 걸음이 빨라지고, 등산할 때도 에너지장을 돌리면서 산에 오르면 힘들지 않게 올라갈 수 있다. 이것이 하루에 천 리를 간다는 예전 축지법의 기본원리다.

원운동은 각진 모서리의 저항이 없으므로 원운동의 회전 속도를 효율적으로 높이고, 원심력에 의해 에너지를 크게 할 수 있다. 예컨대 둥근 공을 다루는 운동경기에서 축구공, 야구공, 탁구공 등을 회전시키면 공이 위력적으로 빠르게 앞으로 나간다. 그것은 원운동으로 공이 돌기 때문이다. 마찬가지로 단전의 빛을 둥근 공 모양으로 회전시키면 단전의 빛에너지가 원심작용으로 커지게 된다. 그리고 단전, 오라장, 경혈 등 인체의 다양한 원운동은 인체의 모난 곳, 막힌 곳, 기울어진 곳을 복구하는 일종의 자연치유력이라 할 수 있다.

이처럼 우리 몸에서 원운동은 매우 중요하고 다양하게 일어나지만, 그 모든 것을 떠나서 원운동은 몸의 두 군데 중심의 단전을 회전시켜 생명력을 키우는 핵심적인 작용을 한다.

단전과 체강

지금까지 알고 있었던 단전 자리는 인체의 세 군데 체강에 나뉘어 있는 상, 중, 하단전으로 된 삼단전이다. 즉 두개강 중심의 상단전, 흉강 중심의 중단전, 복강 중심의 하단전으로 각각 분류한다.

고전적 방식의 이러한 분류법은 4대 체강 중 골반강이 제외되고, 그곳의 단전 자리도 빠져 있다. 이것은 해부학적 탐구가 부족했던 고래 적 기준이며, 인체 에너지 구도의 역학적 측면에서 이치에 맞지 않는다. 이 책은 골반강의 성단전을 복원시켜 에너지의 역학적 균형을 맞추도록 하였다.

🌱 인체의 4대 단전과 체강

우리 몸에는 정수리 부위에서 항문 부위 쪽으로 몸 한가운데를 수직으로 관통하는 보이지 않는 길이 존재한다. 이 길이 바로 양(+)의 에너지 백회와 음(-)의 에너지 회음을 양 끝에서 연결한 충맥沖脈이다.

이렇게 음과 양의 기운이 연결된 충맥의 기운은 강한 전

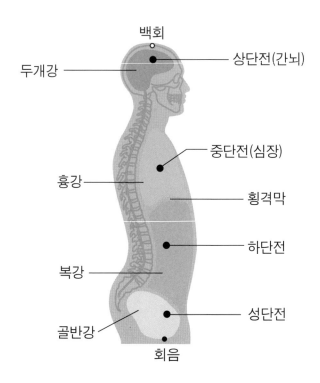

백회
상단전(간뇌)
두개강
중단전(심장)
흉강
횡격막
하단전
복강
성단전
골반강
회음

기가 흐르듯 강렬하다. 따라서 충맥 선상에 위치하는 네 군데의 단전 또한 충맥의 영향을 받아 에너지가 활성화된다.

4대 단전(상, 중, 하, 성단전)은 인체의 4대 체강 중심에 자리하며 상호 유기적으로 연결되어 있다. 마치 자동차 엔진이 4행정(흡기·압축·폭발·배기) 사이클로 연동하여 모든 바퀴를 구동시키듯, 인체의 물리적 엔진에 해당하는 4대 단전은 자동차의 4기통 엔진과 같은 형태로 연동 작용을 일으켜 생명 에너지를 구동하는 중추적인 역할을 한다.

4대 체강

인체의 뇌 또는 내장기관이 들어있는 공간을 체강體腔이라 하며, 이들 체강은 크게 두개강, 흉강, 복강, 골반강의 네 곳으로 나뉘어 있다. 그 외 척추강과 심강은 각각 두개강과 흉강에 속한다.

4대 체강은 각각 고유한 기능적 영역으로 나누게 된다. 즉 두개강은 신경계, 흉강은 순환계, 복강은 소화계, 골반강은 생식계로 나누어져 인체의 전반적인 생명 시스템을 구축한다.

두개강의 신경계는 상단전의 간뇌가 주관하게 되고, 흉강의 순환계는 중단전의 심장이 주관하고, 복강의 소화계는 하단전이 주관하여 에너지 생성을 촉진하고, 골반강의 생식계는 성단전이 주관하여 생식 능력을 향상하는 등 4대 체강의 중심에 4대 단전이 자리하며 각 체강의 에너지 센터가 된다.

몸의 무게중심은 크게 하단전과 성단전 두 군데에 있지만, 인체를 세분화하여 4대 체강으로 나누게 되면 체강마다 무게중심이 존재한다. 그것이 성단전, 하단전, 중단전, 상단전으로 된 4대 단전의 에너지 센터다.

상단전은 두개강 중심의 간뇌에 해당하고, 중단전은 흉강 중심의 심장, 하단전은 복강 중심에 무형의 단전으로 자리하고, 성단전 또한 골반강 중심에 무형의 단으로 자리하며 성 센터의 주체가 된다. 4대 단전 수련으로 각 단전의 빛을 밝게 하면 체강 내의 빛이 밝아지면서 각 체강의 내장기관 기능이 활성화된다.

4대 단전은 모두 붉은빛을 상징한다. 성단전의 단은 태생적으로 좁쌀 크기의 붉은빛이고, 하단전은 팥알 크기의 붉은빛이며, 이들 모두 태아 시절에 형성된 것들이다. 다만 단전 수련할 때는 단전의 붉은빛을 더 밝은 파란빛으로 연상해서 수련한다.

상단전과 중단전은 각각 간뇌와 심장이라는 유형으로 된 실제 기관이고, 성단전과 하단전은 무형의 에너지 센터로서 빛을 상징적으로 나타낸다. 또한 상단전은 예지의 에너지 기관으로서 신을 주관하고, 중단전은 사랑의 에너지 기관으로서 혈을 주관하고, 하단전은 4대 단전의 중심으로 기를 주관하고, 성단전은 단이 머무는 생식에너지 기관으로서 정을 주관한다. 이처럼 4대 단전 모두 각각의 고유한 기능으로 생명 활동의 중심 역할을 한다.

🌱 4대 단전과 정, 기, 혈, 신

건강과 젊음을 유지하고 건강수명을 늘리기 위해서는 자연의 섭리에 조화롭게 순응하는 것이다. 그것은 생명 유지의 보물이라 할 수 있는 4대 단전의 속성인 정精, 기氣, 혈血, 신神을 잘 기르고 다스리는 데 있다. 단전 수련을 통해 정, 기, 혈, 신을 순차적으로 각성시켜서 정이 왕성해지면 기가 강해지고, 기가 강해지면 혈이 활발해지고, 혈이 활발하면 신이 명료해진다.

해부학적 수준과 생리학적 탐구가 부족했던 고대 때는 인체를 3분법으로 나누어 3대 단전으로 구분 짓고, 그 속성을 정, 기, 신이라 하였다. 하지만 현재의 해부학적 체강 구도에서는 4대 단전과 정, 기, 혈, 신의 4대 속성이 이치에 맞는다고 할 수 있다.

정, 기, 신의 3분법도 시대적 환경에 따라 변천해 오면서 지금에 이르렀다.『여씨춘추』의 형, 정, 기에서『회남자』의 형, 기, 신으로, 그리고『황제내경』의 정, 기, 신으로 이어지면서 세월의 부침에 변천을 거듭해 왔다. 인체 과학이 발달한 지금엔 4대 체강에 따라 4대 단전이 있어야 하며, 그에 따른 정, 기, 혈, 신의 4대 속성이 정립되어야 마땅하다.

우리가 흔히들 말하는 정력精力, 정기精氣, 기력氣力, 기혈氣血, 혈기血氣, 정신精神, 신기神氣 등은 4대 단전의 속성인 정, 기, 혈, 신의 조합으로 이뤄진 상생 용어들이며, 실제로 물리적, 생리적, 정신적인 의미로 실생활에서 널리 쓰이고 있다.

성단전의 정精은 생명의 원천으로서 생명을 잉태하는 정자精子의 에너지가 되며, 단의 속성이기도 하다. 그래서 단을 수련하면 정이 강화되고, 정을 단련하면 연정화기煉精化氣라 하여 기를 육성하게 되며, 정은 기의 뿌리로서 하단전의 원천적 에너지가 된다.

하단전의 기氣는 바람과 같은 작용으로 **중단전**의 혈血을 움직여 전신에 기혈순환을 일으킨다. 따라서 기와 혈이 만나 복부의 복대동맥과 머리의 뇌로 올라가는 경동맥의 소통을 원활하게 한다.

상단전의 신神은 인간의 정신 활동을 담당하는 주체로서 각 기관의 신을 주재한다. 신은 사람의 의식이고 정신이다.

따라서 신체의 각 기관은 상단전(=간뇌)의 자율신경과 뇌하수체를 통해 신의 지배를 받는다. 성단전의 정과 하단전의 기는 물리적 에너지를 의미하고, 상단전의 신은 정신적 에너지를 의미하므로 결국 성단전의 정은 하단전의 기를 통해 상단전의 신과 합쳐져 정신을 차리게 한다.

'정신 차림'은 정신집중을 의미한다. 정신 집중력을 높이면 에너지를 효율적으로 쓸 수 있게 된다. 생명력의 약화는 결국 에너지 낭비에서 비롯되는 것이다. 4대 단전 수련과 더불어 에너지를 효율적으로 사용하기 위한 집중력 훈련이 필요하다. 집중력 향상은 점진적인 과정이므로 인내심을 갖고 지속해서 훈련해야 한다.

집중력 훈련은 초월적인 노력이 필요치 않다. 집중력 훈련은 체력훈련과 같다. 매일 규칙적으로 운동하면 체력이 향상되듯 집중력도 규칙적인 훈련을 통해 높일 수 있다.

집중력을 향상시키는 훈련법

① 어떤 대상이나 현상을 이미지화하여 집중한다.

② 날숨이 긴 호흡은 마음을 진정시키고 집중력 향상에 도움이 된다.

③ 25분 일하고 5분 휴식은 뇌가 더 집중하는 데 도움을 준다.

④ 적절한 수분 공급은 물속의 자석 성분으로 인해 집중력 향상에 도움을 준다.

⑤ 몇몇 연구에 따르면 껌을 씹는 것이 집중력 향상에 도움이 된다고 한다.

PART
02

단전 사용법

성단전 사용법

인체의 4대 단전 중 생식기관이 있는 골반강 중심의 에너지 센터를 성단전性丹田이라 한다.

하단전이 있는 복강의 소화기관만큼 중요한 곳이 골반강에 있는 생식기관이다. 골반강 내 성단전에는 단전의 원천인 단丹이 자리하며, 또한 기의 근원인 정精이 머무는 곳으로 정력精力의 발원지가 된다.

🌱 성단전의 정은 4대 단전의 원천지

성단전이 있는 골반강 내의 생식기관은 한 생명을 잉태하기 위해 강한 에너지를 동반하게 되는데, 그것이 성性에너지다. 성력性力이 상승하면 생식기관에는 평소보다 약 5배 이상의 혈류가 증가할 정도로 강한 에너지가 작용한다. 인간은 이러한 성력을 유전자 번식과 사랑의 표현 등 본능적 행위로 표출한다.

인류사적으로 인간의 가장 원초적 본능인 성에 대한 양생법이 일찍부터 존재하였다. 중국 고대 황실에서 행하던 『소녀경』의 방중술과 성도인술 등이 대표적인 성단전 수련법으로 알려져 있으며, 성벽 너머 일반인에게도 암암리에 알려지곤 하였다.

그러나 전통적인 유교문화권인 동양의 선가, 도가, 유가의 고상하고 점잖은 수행법이 이어지면서 성단전 수련법은 설 자리를 잃게 되어 유명무실해져 버린 것이다. 이것은 성단전 수련을 성적인 것에 한정하여 바라본 편견에서 비롯된 것이다.

일반적으로 정력이라 하면 성 에너지를 연상하게 되고, 특히 남성들에게만 해당하는 전용물로 여겼다. 하지만 정력은 여성에게도 똑같이 해당하며, 성적 에너지에만 국한

되지 않는다. 정력은 몸 중심인 하단전에 기력을 만드는 뿌리로서 인체의 원초적 에너지의 역할이 더 크다. 그러나 '정력=성력'이라는 등식이 일반화되면서 성에 대해 드러내 놓고 말할 수 없는 은밀함과 거부감 때문에 성단전(=성센터)의 존재를 지금까지 애써 외면하며 묻혀 지내왔다.

나는 이처럼 묻히고 감춰져 왔던 성단전의 비밀을 생명 에너지의 역학적力學的 관점에서 하나씩 베일을 벗겨서 성단전의 올바른 사용법을 말하고자 한다.

성단전의 속성은 정이며, 정은 정력의 불씨가 된다. 즉 성단전 수련으로 정이 충만해지면 정력이 왕성해지게 된다. 이러한 정력은 성적 활동뿐 아니라 하단전의 기력을 높이는 원천 에너지로 활용된다. 성단전의 정이 충실해지면 하단전의 기가 활성화되고, 다시 성단전의 정이 강화되는 에너지 피드백이 이뤄진다. 즉 성단전의 정력이 강화되면 하단전의 기력도 강해지며, 그리고 다시 성단전의 정력이 강화되는 성단전과 하단전의 되먹임이 일어나게 되는 것이다.

또한 정으로 기가 강해지면 정은 기를 통해 신과 결합해 정신을 맑게 하고 정신 집중력을 높인다. 성단전의 정이 강한 정력적인 사람은 정신집중이 남다르다. 그래서 어떤 일에 몰입하면 기필코 끝을 보는 성향을 보인다.

따라서 정력은 육체적인 에너지와 함께 정신력을 높이는 순수에너지로서의 활용도가 높다. 그것은 성단전의 정과 상단전의 신이 결합할 때 가능해진다. 옛 도인들은 성단전의 정을 상단전으로 올려서 신과 합을 이뤄 신선神仙이 되고자 했다.

또한 정력은 성취의 열망이 강한 사람에게 솟아나는 온천수와 같다. 그래서 적극적이고 긍정적인 사람을 정력적이라 한다. 반면에 소극적이고 부정적인 사람은 대체로 정력이 약하다. 그리고 정력적인 사람은 바지 주머니에 손을 넣고 걷지 않는다. 어깨를 펴고 보폭을 넓게 하여 활기차게 걷는다.

이러한 정력형 인간을 원한다면 기본적으로 절제된 생활 습관, 규칙적인 운동, 균형 잡힌 섭생, 긍정적인 사고 등 자기관리의 실천이 필요하다. 그리고 정을 강화하는 성단전 수련이 따라야 한다.

🌱 성단전 강화는 튼튼한 골반에 있다

정력적인 성단전은 골반 건강이 관건이다. 골반이 튼튼해야 성단전의 보존성을 높여서 온전히 정을 강화할 수 있다. 튼튼한 골반은 골반 근육 중에서 특히 골반기저근이 실해야 한다. 골반기저근은 골반강 내 장기와 복강 내 장기를 지탱하는 역할을 한다. 골반기저근이 약하면 골반 내 장기가 정상 위치에서 벗어나 아래쪽으로 밀려 내려갈 수 있다. 그렇게 되면 골반강 내의 생식기관이 압박을 받아 정이 약화된다. 따라서 골반기저근을 비롯해 골반 근육과 골반을 강화해야 성단전이 활성화된다.

골반은 인체의 모든 골격과 연결되는 중심 조직이다. 골반은 장골, 좌골, 치골, 천골, 미골 등으로 이루어져 있으며, 골반 아래는 고관절을 통해 다리와 연결되고, 골반 위로는 척추가 세워져 있어서 골반은 척추의 주춧돌 역할을 하게 된다.

이처럼 상체의 하중을 골반과 하지가 감당해야 하므로 골반은 상체의 무게를 견디고, 신체의 균형을 유지해야 하

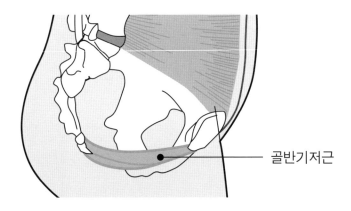

골반기저근

는 역할이 막중한 곳이다. 또한 골반은 상체에서 가중된 무게와 압력을 받게 되므로 골반 주변부의 혈관과 신경 압박으로 이어진다. 골반강 내에 내장기관을 떠받치고 있는 골반기저근은 골반 밑자락에서 튼튼한 골반을 유지하는 데 매우 중요하다.

골반과 회음부를 가로막는 골반기저근은 치골부터 꼬리뼈까지 해먹 모양으로 이어져 있다. 생식기, 방광, 자궁, 직장 등을 받쳐주며 질, 항문, 전립선 수축 운동을 담당하는 등 다양한 역할을 한다. 또한 소변과 대변의 배출을 조절하고, 남녀의 성 기능을 증진하고, 바른 자세를 유지하도록 돕는다.

골반기저근의 건강과 기능은 임신, 출산, 노화, 비만 등의 특정한 요소들에 의해 영향을 받을 수 있다. 그리고 항문 조이기 등의 골반 바닥 운동은 골반기저근의 건강과 기능을 유지하는 데 도움이 된다.

골반은 이러한 골반기저근 외에 대둔근, 소둔근, 장요근 등의 많은 근육이 조합을 이루고 있다. 그래서 직립보행을 하는 인간에겐 골반은 매우 중요한 기관이라 할 수 있다. 골반과 골반 근육은 유연하고 탄력적으로 신축성 있게 움직여야 성단전의 정을 온전하게 키울 수 있는 요람과 같은 환경이 조성된다.

골반이 튼튼하면 신경 계통은 물론 정맥과 동맥의 혈액 순환이 원활해지고, 골반강 내의 생식기관과 그것을 둘러싸고 있는 힘줄 망이 강화된다. 하지만 골반조직이 약화되면 정이 쉽게 소진된다. 특히 나이 들수록 골반기저근이 약해지면서 정이 빠져나가 몸이 쇠약해진다.

골반기저근이 탄력적으로 제 기능을 회복하면 남성의 경우 전립선과 정소(=고환)의 에너지 강화 등 생식기관의 기능이 향상되고, 여성은 질의 수축력을 높이고 난소의 에너지가 강화된다.

골반 내에 자리하고 있는 난소 부위는 늘 따뜻한 온기를 띠고 있어야 생식력이 좋아지므로 여자는 아랫배가 따뜻해야 한다. 반면에 정소가 있는 남자의 고환은 구조상 몸통 밖에 매달려 있으므로 시원하고 통풍이 잘되는 것이 좋다. 그래서 남자의 고환 부위는 차게 해줘야 남성호르몬 분비가 왕성해지면서 생식 능력을 높일 수 있다.

🌱 골반기저근을 강화하는 '항문 조이기'

골반기저근은 의지대로 움직일 수 없는 불수의근이어서 골반기저근만을 독자적으로 움직이는 것은 불가능하다. 그래서 이 근육과 붙어 있는 항문조임근(=괄약근)에 힘을 주면 인접한 골반기저근에도 힘이 들어가 골반기저근 단련에 도움이 된다. 골반기저근을 탄력적으로 단련할 수 있는 효과적인 방법은 항문 조이기를 생활화하는 것이다.

항문 조이기는 주먹을 쥐었다 펼치기만큼 쉽고 간단하다. 항문으로 숨을 쉬듯이 항문을 조이고 풀어주면 된다. 항문 조이기의 효과는 기대 이상이다. 먼저 골반기저근이 강화되면서 복강과 골반 내의 장기들과 생식기관이 제자리를 잡게 되고, 남성의 경우 전립선 비대를 예방하고, 전립선 수술 후 회복에 도움이 된다. 또한 정력 강화에 효과적이다. 여성은 요실금, 변실금 개선, 질의 탄력과 수축력을 높이는 데 도움이 된다.

항문 조이기는 특히 회음혈을 자극하여 성단전뿐 아니라 4대 단전에 에너지를 불어넣는 펌프질 역할을 한다. 생식기와 항문 사이에 있는 회음혈은 전신과 연결된 신경조직이 밀집된 곳으로, 이곳을 자극하면 전신의 에너지가 활성화된다.

그리고 회음부는 인체의 전후 정중선을 따라 흐르는 소주천의 임맥과 독맥을 연결하는 혈 자리로 알려져 있다. 인체의 정중선을 따라 타원형으로 흐르는 임·독맥은 전신의 모든 경락에 에너지를 공급하는 에너지 흐름의 중추적 역할을 한다. 회음혈이 막히게 되면 임·독맥의 연결이 끊기면서 오장육부의 에너지 공급이 원활하지 못하게 된다. 이럴 때 손으로 회음부를 직접 문질러주거나 항문 조이기를 통해 회음부를 자극하면 임맥과 독맥의 에너지 흐름을 좋아지게 하여 인체의 말단 세포조직까지 활력을 불어넣는 데 효과적이다.

동양의 고대 양생법에서도 항문 조이기로 회음부를 자극하여 남녀의 생식 능력을 향상하고 전신에 기운을 불어넣는 건강법이 전해져 오고 있다. 도와 기의 대가 장자는 일찍이 신선이 되고자 항문 조이기로 회음부 자극 수련을 실천했다고 전해진다. 누구나 하루에 15분 이상 백일만 실천해 보면 그동안 경험해 보지 못한 새로운 세상을 만나게 될 것이다.

항문 조이기를 쉽게 하는 방법은 그냥 항문을 꽉 조였다가 풀어주면 된다. 좀 더 효과적인 방법은 아래 방식을 따른다.

항문 조이기 쉽게 하는 요령
① 자세는 누워서, 앉아서, 서서 해도 무방하다.
② 항문을 코로 상상하고, 들숨에 항문으로 숨을 마시듯이 수축하고, 날숨에 항문을 서서히 이완하며 숨을 내쉰다.(항문 내호흡)
③ 들숨 후에 날숨으로 항문을 강하고 느리게 수축하고, 휴식기

에 이완한다. 다시 들숨 후에 날숨으로 항문을 수축하고 휴식기에 이완하는 동작을 반복한다.(항문 외호흡)

④ 내호흡과 외호흡을 각각 15회씩 번갈아 반복한다.

골반과 엉덩이 근육 강화법

골반을 지탱하고 있는 가장 큰 근육이 엉덩이 근육이다. 대둔근, 중둔근, 소둔근이 조합을 이루고 있는 엉덩이 근육은 인체에서도 가장 큰 근육이다. 그리고 허벅지 뼈와 골반을 연결하는 고관절(=엉덩관절) 주변에 있는 엉덩이 근육은 계단 오르기, 등산, 달리기, 점프 활동 등 고관절의 다양한 움직임에 관여한다. 그래서 힘차고 유연한 엉덩이 근육은 하체 움직임이 수반되는 운동이나 일상생활에서 다양한 활동에 핵심적인 역할을 하게 된다.

이처럼 엉덩이 근육은 고관절에 안정성과 움직임을 제공하기 위해 조화롭게 작용한다. 무엇보다 엉덩이 근육의 중요성은 골반의 균형을 잡아주는 중추적 역할을 하는 데 있다.

골반의 균형은 성단전의 기반 조성과 골반강 내의 생식기관 등 주요 기관들의 안정성을 유지하는 데 필요하다. 따라서 골반과 엉덩이 근육을 강화하고 그 기능을 유지하는 운동을 지속하게 되면 성단전 수련에 시너지 효과를 낸다.

골반과 엉덩이 근육 강화 운동법

① 등을 대고 누워서 무릎을 구부리고 발을 바닥에 평평하게 댄다. 어깨에서 무릎까지 직선을 이룰 때까지 땅에서 엉덩이를 들어 올리는 '브릿지' 자세로 몇 초 동안 기다렸다가 다시 아래로 내린다. 몇 번 반복한다.

② 등을 대고 누워서 다리를 올려 손으로 발바닥을 잡아서 옆으로 벌려주고 아래로 눌러주기를 몇 번 반복한다.

③ 등을 대고 누워서 다리를 곧게 편다. 바닥에서 30cm 높이로 다리를 들어 올린 다음 천천히 아래로 내린다. 몇 번 반복한다.

④ 배를 대고 누워서 다리를 곧게 편다. 바닥에서 30cm 높이로 다리를 들어 올린 다음 천천히 아래로 내린다. 몇 번 반복한다.

⑤ 발을 어깨너비로 벌리고 서서 발가락이 약간 밖으로 향하게 한다. 가슴을 펴고 무릎을 발가락과 일직선으로 유지하면서 의자에 앉듯이 몸을 낮추고 제자리로 돌아가는 일명 '스쿼트' 자세를 몇 번 반복한다.

하단전 사용법

하단전을 단련하면 복강 내의 복뇌가 활성화되어 두뇌를 포함한 몸 전체의 에너지 공급이 원활해진다. 복뇌는 두뇌와 같은 의식적인 사고는 할 수 없지만, 소화 과정을 조절하는 데 중요한 역할을 하며, 복뇌와 두뇌 사이의 양방향 소통으로 감정과 기능 면에서 서로에게 영향을 미칠 수 있다. 예컨대 복뇌의 소화 능력은 두뇌의 스트레스에서 영향을 받게 되고, 복뇌의 소화장애는 두뇌에 스트레스가 된다.

복뇌란 무엇인가?

몸에는 두뇌 말고 또 다른 뇌가 하나 더 있다. 그것이 바로 소화기관을 중심으로 한 복뇌다. 복강腹腔 내에 있다고 하여 '복부 뇌' 또는 '복뇌'라 부른다. 또한 신경다발이 많이 밀집된 곳이라 하여 복뇌를 태양신경총이라 부르기도 한다.

과학자들의 연구 결과에 따르면 두뇌에서 분비되는 신경호르몬이 복강의 특정한 기관에서도 발견되면서 복뇌를 '제2의 뇌'라 부르며 의학적으로 인정하고 있다. 복뇌의 장신경계(ENS)는 소화기관의 기능을 관장하는 뉴런들의 복잡한 네트워크를 이루며, 중추신경계와 별도로 장의 소화, 분비, 흡수, 운동성 등 다양한 과정을 조절한다.

이처럼 복뇌는 장 내에서 독자적으로 정보를 처리하고 반사를 조정할 수 있지만, 중추신경계와 교류하기도 한다.

복뇌를 구성하는 장臟들은 생긴 모습도 꾸불꾸불해서 두뇌와 흡사하며 생리적 기능과 작용도 서로 많이 닮아있다. 이러한 복뇌는 췌장, 십이지장, 소장, 대장 등으로 이뤄져 있으며, 이들 중 소장이 구심점 역할을 한다. 복뇌는 소장을 중심으로 두뇌와 똑같은 30종류 이상의 신경호르몬을 분비하면서 별도의 독립된 조직으로 기능한다.

췌장에서는 두뇌와 같은 불로장생 호르몬인 멜라토닌

이 분비되고, 소장에서는 몸에 삶의 활력을 불어넣는 세로
토닌 호르몬이 분비되고, 십이지장에서는 행복감을 주는
CCK 호르몬이 분비되고, 대장에서는 편안한 안정감을 주
는 호르몬이 분비된다고 한다. 식사 후 배가 부르면 편안
한 행복감을 느끼게 되는 이유도 소화기관에서 분비되는
이러한 각종 신경호르몬 때문이라고 한다. 그밖에 림프구
같은 면역세포도 장에서 대량 발견된다고 한다.

　소화기관 중에 십이지장과 소장의 흐름이 원활하지 못
하면 면역체계가 약화하고, 신체 기능의 전체 에너지 흐름
이 왜곡된다. 특히 소장에는 약 1억 개 이상의 신경세포가

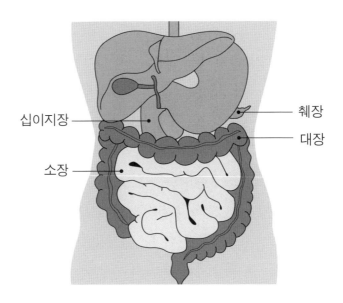

십이지장　　　　　　　　　　　　　　　췌장

　　　　　　　　　　　　　　　　　　　대장

소장

모여 있으며 여기에 췌장, 십이지장, 대장 속의 신경세포를 합치면 척수의 뇌신경 세포보다 복뇌의 신경세포가 훨씬 더 많다고 한다. 그래서 치매가 두뇌 신경의 이상에서 오는 것이 일반적인데, 내장신경의 독립적 자치 구역인 복뇌에도 치매가 올 수 있다고 한다. 일례로 노인들이 복뇌 치매증에 걸리게 되면 시간과 장소를 가리지 않고 배변을 하게 되는데, 이것은 두뇌 신경에서 비롯된 것이 아니고 복뇌의 신경망에 이상이 생겼기 때문이라고 한다.

따라서 복뇌를 활성화하는 하단전 수련으로 장의 광범위한 신경계를 자극하여 장의 흐름을 바로잡고 하단전의 에너지를 강화하면 젊고 건강한 몸으로 회춘하는 데 도움이 된다.

복뇌의 기능

복뇌의 원조는 수억 년 전 지구에 존재했던 공룡이었다는 사실이 화석연구로 밝혀졌다. 과학자들의 연구에 따르면 목이 긴 공룡은 두뇌의 명령이 복부의 소화기관까지 잘 미치지 않아 내장에 자체적인 명령체계를 갖춘 복뇌가 선택적 진화로 생겨났다고 한다. 그래서 현존하는 기린이나 닭 같은 목이 긴 동물에서 복뇌의 기능이 다른 동물보다 활성화되어 있는 것을 발견할 수 있다고 한다. 특히 닭의 경우 목이 잘려도 내장에 있는 복뇌의 작용으로 한동안 살아서 뛰어다닐 정도라고 한다.

인간의 복뇌는 두뇌와 같은 의식적인 사고는 하지 않고, 에너지의 생산과 저장 활동에만 주력하며 진화해 왔다. 즉 음식물의 소화 흡수에 따라 생성된 에너지를 몸의 각종 기관과 두뇌로 공급하는 에너지의 보급창고 역할에 집중해 온 것이다.

복뇌는 평소엔 인체의 제왕인 두뇌와 서로 보완적이고 유기적인 관계로 에너지를 생산·공급하는 기능을 유지하지만, 두뇌의 명령이 전달되지 않는 유사시에 복뇌는 자체적으로 복강 내의 소화기관을 작동시켜 소화, 흡수, 배설 등의 생명 활동을 이어가게 된다.

일례로 두뇌의 명령을 오장육부에 전달하는 척수가 손상되거나 뇌사 상태가 되었을 때 외부에서 인공호스를 통해 음식물만 주입해주면 복뇌에 의해 독자적으로 소화, 흡수, 배설 활동을 하며 연명하게 된다는 것이다.

평상시에 두뇌는 조직의 보스로서 몸 전체를 관장하고 통제하게 된다. 하지만 소화기관의 맨 위에 있는 위장까지는 보스의 명령이 제대로 전달되지만, 위장 밑으로 내려갈수록 두뇌의 권한이 점점 약화하면서 복뇌가 중심 역할을 하게 된다. 약해진 두뇌의 권한을 복뇌가 대신하며 소화, 흡수 등 소화 활동의 소임을 다하게 된다.

🌱 복뇌는 신체의 에너지원이다

복뇌는 두뇌뿐 아니라 온몸의 중요한 에너지원이 된다. 복뇌의 중심에 있는 하단전은 이러한 복뇌의 에너지를 주관한다. 그래서 복뇌가 독자적으로 임무를 수행하는 데 필요한 에너지는 하단전이 원천이 되므로 하단전은 복뇌의 에너지를 보완하고 복뇌의 활동을 지원하는 역할을 한다.

복부에는 몸 전체 혈액의 반 이상이 모여서 순환하며 각 기관에 산소와 영양분을 공급하고 있다. 그런데 복부에 모인 많은 양의 혈액을 각 기관으로 보내기 위해서는 적절한 복압이 필요하다. 그래서 복압이 약하면 혈액이 복부에 정체되어 각 기관으로 산소와 영양분을 충분히 공급하지 못해 조직의 기능이 약화한다. 따라서 소화기관의 호르몬 기능과 자율신경의 기능이 왜곡되어 복뇌가 제 기능을 발휘하지 못하게 된다.

이때 단전 수련으로 복압을 적절히 높여주면 혈액순환이 원활해지고, 자율신경이 조절되면서 복뇌의 기능이 정상화된다. 복뇌가 제 기능을 다하면 소화, 흡수, 배설, 기혈순환, 면역 기능이 향상되고, 두뇌의 신경호르몬을 안정시키는 등 신체의 전반적인 생명 활동을 높여주게 된다. 두뇌의 활동을 잠시 멈추고 복뇌를 활성화하는 단전 수련으로 하단전을 단련하면 에너지의 생성이 촉진된다.

머리에 있는 두뇌는 주로 생각과 기억 활동으로 에너지를 소비하게 되고, 배에 있는 복뇌는 주로 소화와 흡수 기능 등을 통해 에너지를 생산하고 저장하게 된다. 그래서 걱정이나 고민 같은 스트레스로 두뇌가 생각이 많아지면 두뇌의 에너지 소비가 급격히 늘어나게 된다. 생각은 두뇌로 하게 되므로 두뇌는 에너지를 생산하는 기관이 아니라 에너지를 소비하는 곳이다. 따라서 많은 생각들은 두뇌의 에너지를 점차 고갈시키게 되며, 이때 두뇌는 고갈된 에너지를 충당하려고 몸 다른 곳에서 에너지를 빼앗아 오게 된다.

그렇게 되면 몸은 빼앗긴 에너지로 인해 여러 가지 스트레스성 질환이 발생한다. 두뇌의 생각 활동을 줄여서 휴식을 주고, 복뇌로부터 에너지의 지원을 받는 것이 건강에 좋다.

복뇌의 직감 능력

복뇌는 두뇌보다 먼저 생긴 원시 뇌로서 직감으로 외부

정보를 두뇌보다 먼저 감지하는 능력이 있다고 한다. 복뇌가 진화하여 두뇌가 되었다고 할 정도로 복뇌는 두뇌보다 본능적인 면에서 우월하다. 그래서 우리가 내리는 대부분의 결정은 두뇌의 논리적인 판단에 앞서 이러한 본능적 직감에 의존하는 경우가 많다는 것이다.

직감은 오감보다 강력하고 효과적이다. 직감은 무엇보다 생존이 걸려 있는 일에 반사적인 반응을 나타내는 본능적인 면이 있다. 일례로 앞쪽에서 위험한 물건이 날아오면 직감은 순간 그것을 알아차리고 본능적으로 몸을 움직여 위험을 피하게 된다. 또한 등 뒤에서 몰래 누가 다가올 때 직감적으로 그 느낌을 아는 경우가 있다. 이 모두는 다 누구나의 몸에 내재된 타고난 직감 능력이다.

이러한 능력을 바탕으로 우리 몸 내부에서 일어나는 생명 활동의 문제점도 직감으로 알아차릴 수 있다. 하지만 그동안 오감에 길들여진 인간의 감각세계는 상대적으로 직감이 둔감해져서 긴급하고 창의적인 문제 해결을 어렵게 한다. 둔감해진 직감은 단전 수련을 통해 복뇌를 활성화하면 직감 능력을 회복하여 직감력을 높일 수 있다.

복뇌의 각 장기에서 분비되는 세로토닌, 도파민, CCK 등의 다양한 호르몬은 직감력을 작동시키는 하나의 재료가 된다. 특히 도파민은 복뇌를 각성시켜 집중과 주의를 유도

하고 직감으로 창의력을 발휘하는 데 도움을 주는 호르몬이다. 애플의 창시자 스티브 잡스는 "나는 창의력에 있어서 지각知覺보다 직감이 더 강력하다고 생각한다."라고 말하며 자신의 창의력은 남다른 직감에서 온다고 하였다.

단전 수련으로 하단전을 단련하면 복뇌를 구성하는 소장 등의 장기들을 자극하여 복뇌의 호르몬 분비를 활성화시켜 직감력을 효과적으로 키울 수 있다. 그리고 단전 수련과 함께 직감력을 키우는 훈련을 하게 되면 직감력 발휘에 도움이 된다.

복뇌의 직감력을 키우는 법

① 마음을 차분히 하고, 마음을 비운다.

② 복뇌 내장기관의 감정이나 소리에 주의를 기울인다.

③ 자신의 직감을 신뢰한다.

④ 하찮은 직감에도 감동한다.

⑤ 직감을 무시하고 논리에만 의존하는 것은 직감력을 퇴화시킨다.

중단전 사용법

4대 체강 중 흉강의 중심기관인 심장을 중단전이라 한다. 단전이 전신에 에너지를 펌프질하는 물리적인 엔진이라면, 심장은 중단전으로서의 물리적인 엔진과 영양분과 산소를 펌프질하는 생리적인 엔진의 동시 역할을 하게 된다.

🌱 심장은 무엇이 뛰게 할까?

심장이 뛰는 소리가 곧 생명의 소리다. 인간 최초의 생명 소리는 태아의 심장박동이다. 아기의 심장 소리는 임신 초기에 들을 수 있다. 아기는 우렁찬 심장박동으로 엄마와 첫 대면을 하게 된다. 처음엔 심장 작동이 서툴러서 심박수가 불규칙할 수도 있지만, 점차 안정되어 제 기능을 되찾게 된다고 한다.

심장은 탄력적인 근육조직으로 이뤄졌으며, 속은 혈액으로 꽉 차 있다. 심장은 가슴의 정중선을 기준으로 왼쪽으로 2/3 정도 치우쳐 자리한다. 심장은 2개의 심방, 2개의 심실로 된 4개의 공간으로 이루어져 있어 오염된 혈액을 폐로 보내 정화하고, 다시 깨끗하게 정화된 혈액을 신체 각 기관으로 보낸다. 심장은 혈액이 섞이지 않도록 혈액의 흐름을 조절하는 4개의 칸막이로 된 판막을 가지고 있다. 판막이 열리고 닫힐 때마다 심장이 혈액을 펌프질해서 전신으로 보내게 된다. 가슴이 두근두근 뛰는 소리가 나는 것은 심장의 판막이 열리고 닫히는 소리라고 한다.

이처럼 가슴을 두근거리며 심장을 뛰게 하는 것은 심장박동 조율 세포 때문이라고 한다. 이때 심장은 분당 60~70회 정도 두근거리며 뛰게 된다. 심장이 두근거리는 박자와 시계의 째깍거리는 소리는 거의 같으며, 시계의 1분(60초) 단위는 건강한 사람 심장의 박동(분당 60회)수와 같다. 심장이 60회 두근거리는 동안 혈액은 빠른 속도로 전신을 한 바퀴 돌아 심장으로 되돌아온다고 한다. 즉, 혈액이 온몸을 도는 시간이 1분 정도 소요된다는 것이다.

심장 근육의 수축과 이완을 통해 심장은 혈액을 펌프질하여 산소와 영양분을 전신으로 보내서 생명을 유지하도록 한다. 심장에서 혈액을 전신으로 내보내는 작용은 물 펌프질과 같다고 한다. 실제로 심장엔 2개의 펌프가 연결되어 있으며, 심장의 왼쪽에 하나, 오른쪽에 하나씩 달려 있다고 한다. 심장의 오른쪽 펌프는 폐로부터 산소를 펌프질하여 혈액으로 보내고, 왼쪽 펌프는 폐로부터 공급받은 혈액을 전신으로 펌프질한다.

심장의 펌프질은 잉태된 태아 때부터 시작하여 죽을 때까지 평생 약 30억 회 정도 작동된다고 한다. 그래서 심장의 심박수를 느리게 하여 심장의 가용연수를 늘리면 생명 연장의 꿈을 이룰 수 있다는 것이다.

수명에 영향을 미치는 다양한 요인들이 있지만, 심박수가 낮은 사람의 심장이 건강수명을 늘리는 데 효율적이라고 한다. 심박수는 호흡법, 이완 운동, 7시간 이상의 충분한 수면, 적절한 체중 유지, 긍정적인 생각 등으로 낮출 수 있다. 특히 중단전 수련은 심장을 튼튼하고 건강하게 함으로써 심박수를 안정시키는 데 효율적이다.

심장에 혈액을 공급하는 관상동맥

인체의 다른 조직과 마찬가지로 심장 근육에도 혈액 공급이 있어야 심장을 뛰게 할 수 있다. 심장 근육에 혈액을 공급하려면 혈관이 필요한데 그 혈관이 바로 심장을 감싸고 있는 관상동맥이다. 심장마비는 관상동맥이 막히거나 기능이 정지되면서 일어난다.

심장은 혈액으로 가득 차 있지만, 심장 내의 혈액이 직접적으로 심장 근육으로 들어가지 못한다. 그래서 심장 근육은 전용 혈관인 관상동맥을 통해 다른 기관보다 우선으로 혈액을 공급받는다. 신체의 모든 조직과 기관은 심장으로부터 산소와 영양분이 포함된 혈액을 공급받는다. 그렇기 때문에 심장이 튼튼하고 건강해야 다른 신체 기관에 혈액을 원활히 공급할 수 있다. 따라서 심장에 혈액을 공급하는 관상동맥은 심장뿐 아니라 다른 기관들을 위해서도 매우 중요하다.

관상동맥은 대동맥에서 좌우 두 갈래로 분지하여 심장을 둘러싸게 되는데, 둘러싸고 있는 모양이 관冠처럼 생겼다고 하여 관상동맥冠狀動脈이라 한다.

관상동맥은 사람마다 크기와 모양이 다르다. 만약 관상동맥이 심장 근육에 혈액을 제대로 공급하지 못하는 불상사가 일어난다면 그 원인은 관상동맥 내에 콜레스테롤 및 다른 지방 물질 등의 플라크가 쌓여서 일어나는 관상동맥의 경화현상 때문이다. 동맥경화는 동맥을 좁게 만들어 심장 근육으로 가는 혈류를 부분적으로 차단할 수 있으며, 동맥이 파열되면서 관상동맥이 차단되어 심장마비를 일으킬 수 있다.

🌱 건강한 심장과 튼튼한 관상동맥 사용법

중단전에 해당하는 심장은 혈액을 펌프질해서 혈액순환을 유지하고, 산소와 영양분의 에너지를 모든 세포조직에 도달하도록 지원하는 근육질로 된 인체의 중추 기관이다.

전통 의학에서는 심장이 인체의 주체적 기관이라 하여 심주설心主說을 주장한다. 심장의 역할이 그만큼 중요하다는 의미다. 심장은 생명 에너지의 발전소로서 심장을 뛰게 하는 것은 심장의 수축을 조정하는 전기 자극으로 이뤄지며, 자율신경계의 전기적 신호에 따라 심박수와 수축력이 조절된다고 한다. 심장의 이상 증세는 대체로 심장의 박동

수, 맥박, 호흡 등이 고르지 못하며, 가슴 통증, 두근거림, 불안감, 현기증 등으로 나타난다.

심장질환 중 특히 주의를 기울여야 할 질환이 '관상동맥경화증'이다. 돌연사를 불러오는 관상동맥질환은 심장 이상의 80~90%를 차지하게 된다고 한다. 관상동맥경화증은 협심증, 심근경색, 심장마비, 고혈압 등은 물론이고 뇌혈관 질환인 중풍을 일으키는 직접적인 원인이 되기도 한다.

관상동맥은 심장을 둘러싸고 있는 심장만의 전용 동맥으로서 심장이 쉼 없이 뛸 수 있도록 하는 생명줄이다. 그러므로 관상동맥의 건강이 곧 심장 건강과 직결된다.

심장 건강은 중단전 수련으로 심장의 빛을 밝게 하고, 다음과 같은 심장 사용 지침을 따르면 심장을 젊게 하고 관상동맥을 튼튼하게 할 수 있다.

심장을 젊게 하는 사용 지침서

① 건강한 심장과 관상동맥을 유지하기 위해서는 먼저 생활 습관 개선, 식이요법, 고혈압 및 당뇨병 치료, 콜레스테롤 수치를 정상으로 유지한다.

② 하루 7시간 정도의 충분한 수면은 심장 건강에 매우 중요하다.

③ 흡연은 심장병의 주요 위험 요소이며, 과도한 알코올 섭취는

혈압을 높이고 심장병의 위험을 증가시킨다.

④ 근심 걱정이나 생각이 지나치면 심장이 상한다. 생각은 줄이고, 스트레스 해소는 빠를수록 좋다.

⑤ 규칙적인 운동은 심장 근육을 강화하고 혈압을 낮추는 데 도움이 되며, 비만 방지와 적정한 체중 유지로 심장의 부담을 줄인다.

⑥ 심장과 관상동맥에 도움이 되는 운동으로는 빨리 걷기, 자전거 타기, 계단 오르기, 까치발 들기 등이 있다.

⑦ 심장 건강에 도움 되는 운동 중에서 '등척성운동'은 간단한 동작이지만 다른 운동에 비하여 심장에 부담을 주지 않고 혈압과 맥박수 조절에 효과적이다. 운동 요령은 두 가지다.

하나는 손바닥을 마주하고 서로 밀며 2~3분 동안 정지하고, 1분간 휴식 후 반복하는 운동이다. 다른 하나는 양 손바닥으로 벽을 2~3분 동안 밀며 정지하고, 1분간 휴식 후 반복하는 운동이다. 그래서 등척성운동을 정적 근력운동이라 부른다.

정적 근력운동을 하면 혈압이 내려가고 심장에 좋은 이유는 정지된 상태에서는 혈관의 저항이 낮아지면서 맥박이 느려지고 혈압이 내려가며 심장에 부담이 되지 않기 때문이다.

상단전 사용법

4대 체강 중 두개강 중심의 간뇌를 상단전이라 한다. 대뇌와 중뇌, 소뇌 사이에 있다고 하여 사이 뇌 또는 간뇌間腦라 한다.

그리고 간뇌는 다른 뇌들과 달리 에너지를 소모하지 않고 저장하는 성질이 있다. 그래서 간뇌의 상단전 수련을 통해 물리적 에너지와 생리적 에너지를 동시에 충전하게 된다.

🌱 간뇌란 무엇인가?

두뇌의 중심에 달걀노른자 크기의 간뇌가 자리하고 있으며, 4대 단전 중 상단전에 해당한다. 하지만 상단전으로서의 간뇌는 해부학적인 간뇌와는 달리 광범위하게 해석한다. 즉 상단전의 간뇌는 시상부와 뇌하수체, 송과체, 해마, 변연계를 모두 포함한다.

상단전의 간뇌는 대뇌 등 정신과 신체 기능에 중요한 역할을 한다. 대표적으로 몸 전체의 자극 감지 기능, 자율 기능 제어, 내분비 기능 제어, 에너지 생성 기능, 인체의 항상성 유지, 청각·시각 등 오감 인식 기능, 그리고 감정과 기억을 생성하고 관리하는 기능을 하며 4대 단전과 밀접하게

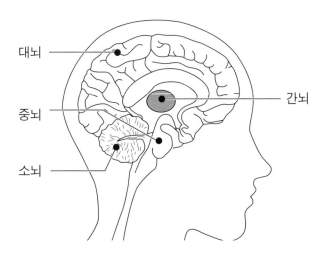

연결된다.

상단전으로서 간뇌의 역할에 대해 나는 25년 전 『생각 치유법』 책을 통해 '간뇌학'을 소개하며 간뇌의 독창성을 세상에 알리게 되었다. 그리고 지금까지 간뇌학을 더 깊게 공부하고 수련하며, 간뇌의 다양성에 대해 더 많은 것을 자각하여 후학을 가르치고 있다.

간뇌학의 관점에서는 뇌를 일반적인 해부학과는 다르게 생성된 시기에 따라 선천적인 뇌와 후천적인 뇌로 분류한다. 즉 잉태와 동시에 생긴 간뇌는 선천적인 뇌, 그 이후에 생긴 대뇌는 후천적인 뇌라고 한다. 그리고 간뇌학에서는 생각하는 뇌와 생각을 실현하는 뇌로 구분 지어서 대뇌는 생각의 뇌, 간뇌는 생각을 실현하는 뇌라고 말한다.

대뇌에서 발원된 생각은 파동치며 신경조직을 따라 간뇌에 전달된다. 그리고 간뇌는 생각이 실현되도록 무엇이든 가리지 않고 생각한 대로 실행에 옮기게 된다. 이때 간뇌가 생각을 효과적으로 실행하도록 대뇌는 완성된 걸 생각한다. 즉, 젊어지고 싶으면 자신의 20대 시절 젊은 모습을 밝은 빛으로 자주 떠올려주는 것이다. 또한 의식적인 분류법으로는 대뇌는 자아의식, 간뇌는 우주의식 또는 무의식의 뇌라 한다.

이처럼 우주적이며 무의식적인 간뇌를 상단전이라 한

다. 두개강의 중심인 상단전에 자리한 간뇌는 생명의 중추로서 인체의 항상성 조절시스템인 자율신경계와 내분비계 등을 제어하며 생각 활동이 아닌 생명 활동에 관여한다. 그래서 간뇌를 '생명의 뇌'라고 부른다.

대뇌의 생각 활동을 줄여서 에너지 소모를 줄이게 되면 다른 신체 조직이 에너지를 효과적으로 쓸 수 있게 된다. 상대적으로 간뇌의 생명 활동이 증진되면서 자율신경계와 내분비계 등의 생명 시스템이 활성화되어 생명력을 높이게 된다.

🌱 간뇌의 잠재 능력을 깨워라

우리 몸 깊숙이 내재된 잠재 능력을 깨워서 그 능력을 잘 활용하면 단전 수련의 시너지 효과를 볼 수 있다. 평상시엔 잠재되어 있다가 무엇을 간절히 원할 때 원하는 대로 나타나는 게 잠재 능력이다.

이러한 잠재 능력이 발휘되도록 이끌어 주는 것이 간뇌가 하는 역할이다. 따라서 단전 수련은 상단전의 간뇌를 활성화하여 잠재 능력을 적극적으로 계발하는 데 있다.

잠재 능력은 한계가 없는 무한대이며 절대 잠들지 않고 끊임없이 창조력을 발휘한다.

이처럼 마법 같은 힘을 가진 잠재 능력은 우리 몸이 절박한 상황에 놓였을 때는 초인적인 능력을 발휘하며 반사적이고 무의식적으로 반응한다. 일례로 생명을 노리는 치한이 뒤쫓아 오는 급박한 상황에서 막다른 골목의 담을 훌쩍 뛰어넘는 괴력을 발휘하는 것이 바로 잠재 능력이다.

이러한 자신의 잠재 능력을 전폭적으로 신뢰하는 것이 중요하다. 왜냐하면 잠재 능력은 믿지 않는 사람에겐 결코 작동하려 들지 않기 때문이다.

도마뱀은 잘린 꼬리를 다시 자라나게 할 수 있지만, 인간은 잘린 팔다리를 그렇게 할 수 없다. 그것은 원초적으로 인간의 잠재의식에 잘린 팔다리를 돋아나게 하는 믿음이 존재하지 않기 때문이다.

그러나 간뇌 속 잠재의식을 변화시켜 그 가능성을 굳게 믿는다면 그런 일이 일어나지 말라는 법이 없다. 이것이 기적을 만드는 간뇌 속 신념의 마력이다.

잠재 능력은 누구나 가지고 있지만 그 능력을 깨우지 못하면 무용지물이 된다.

잠재 능력을 효과적으로 깨우기 위해선 다음 세 가지 법칙을 따르면 위대한 잠재 능력을 깨워서 원하는 것을 실현하게 된다.

잠재 능력 깨우는 법

① 원하는 결과물을 설정한다.

② 결과물을 반복적으로 상상하며 행동한다.

③ 결과물을 굳게 믿는다.

🌱 뇌의 구조적 역할

상단전이 주관하는 뇌는 갓난아기 때 구조적으로 거의 완성된다고 한다. 대뇌피질의 주름과 평생 사용할 뇌세포들도 이때 이미 다 만들어진다고 한다. 그래서 갓난아기의 뇌는 성인 뇌와 비교해 완성도 면에서 차이가 날 뿐, 뇌 구조나 뇌세포 수에 있어서는 성인의 뇌와 비슷하다고 한다. 아기들 뇌의 연결구조가 점차 완성되면서 비로소 인간다운 생각을 할 수 있게 된다는 것이다.

우리 몸에서 뇌가 차지하는 영역은 그다지 크지 않다. 그러나 뇌는 구조적인 영역에 비해서 하는 일의 비중은 매우 높다. 뇌의 무게는 약 1.35kg에 지나지 않으며, 몸무게 70kg인 사람의 2% 정도에 불과하다. 하지만 뇌가 사용하는 산소의 양은 몸 전체의 25%에 해당하며, 섭취한 음식물의 20%, 전체 혈액의 15%를 뇌에서 소모하게 된다고 한다. 뇌에서 생각 활동이 활발해지면 더 많은 에너지 소모를 일으키게 된다. 또한 근심 걱정 등의 스트레스를 받으면 뇌는 더욱더 많은 에너지를 소모한다. 이때 다른 신체 조직들이 사용해야 할 에너지를 뇌가 마구잡이로 끌어다 쓰게 되면서 다른 신체 부위의 에너지를 약화시켜 건강을 해치게 된다. 스트레스가 만병의 근원이라는 것이 바로 이런 이유 때문이다.

뇌는 구조적으로 대뇌, 소뇌, 뇌간, 간뇌 등과 같이 특정한 기능을 가진 여러 영역으로 나뉜다. 뇌는 두개골에 의해 보호되고, 뇌척수액이 외부의 완충 역할을 한다. 뇌가 제대로 작동하기 위해서는 지속적인 산소와 포도당 공급이 필요하다.

뇌는 움직임, 감각, 생각, 기억을 포함한 모든 신체 기능을 통제하는 기관이다. 1천억 개가 넘는 신경세포(=뉴런)는 전기적, 화학적 신호를 통해 다른 뇌세포와 정보를 교환한다. 이러한 뇌세포는 평생 약 15% 정도만 사용하게 된다고 한다. 그 이상을 사용하게 되면 영화 '루시'의 주인공처럼 초능력을 발휘할지도 모를 일이다. 상단전 수련을 통해 간뇌를 활성화하면 잠재 능력을 깨워 초능력을 가능케 할 수 있다.

🌱 두뇌의 뉴런 재생법

뇌에 1천억 개나 되는 신경세포 뉴런은 평생 거의 살아 있지만, 죽는 뉴런이 생기더라도 새로운 뉴런이 생성되어 그 자리를 메우게 된다고 한다. 몇십 년 전만 해도 뉴런은 일반 세포와 달리 분열하지 않기 때문에 뉴런이 죽게 되면 다시 만들어지지 않는 세포로 여겨졌다.

하지만 뇌과학자들의 최근 연구 결과 뉴런이 죽게 되면 몇 단계를 거쳐 새 뉴런이 만들어져 뉴런의 연결 기능이 정상화된다고 한다. 뉴런도 다른 세포처럼 퇴화하면 새로운 세포로 끊임없이 재생하기 때문에 우리는 건강한 뇌로 살아갈 수 있는 것이다.

노화와 잘못된 생활 습관 등으로 뉴런의 퇴화 속도가 생성하는 속도보다 빨라지게 되면 뉴런의 기능이 상실되어 기억이나 의사결정과 같은 인식 능력을 차츰 잃어가게 된다고 한다. 특히 치매 같은 뉴런의 퇴행성 질환은 삶의 질을 극도로 떨어뜨리게 된다.

두뇌 뉴런의 재생 속도를 촉진하려면 먼저 상단전 수련으로 간뇌를 빛으로 밝아지게 하고, 다음과 같은 건강한 두뇌의 사용 지침을 따르도록 한다.

두뇌를 건강하게 하는 사용 지침서

① 악기 연주는 청각, 촉각 등을 자극하여 뇌의 뉴런을 활성화한
   다.

② 신체 운동과 기공 수련은 뇌에 혈관을 생성하고, 혈류를 촉진
   시켜 새로운 뉴런을 만드는 데 도움을 준다.

③ 운동 중에서 특히 빨리 걷기는 새로운 뉴런 생성을 촉진하는
   데 효과적이다. 걸으면서 새로운 환경을 탐구하고, 방향을 모
   색하는 등 지속해서 뇌를 자극하게 되며 뉴런 생성을 지원한
   다.

④ 오메가3 같은 필수지방산과 포스파티딜세린 등의 뇌 영양제
   를 먹으면 뉴런의 퇴화를 지연시키고 새로운 뉴런 생성에 도
   움이 된다.

⑤ 글쓰기나 아이디어 창출 등 창의력 발휘는 뇌를 가장 많이 자
   극하여 뉴런 생성을 촉진한다.

⑥ 신체 균형은 뇌 건강과 직접적인 연관이 있다. 눈을 감고 한쪽
   발 들기로 신체의 균형 잡기 연습을 꾸준히 하면 뇌의 노화를
   방지하는 데 도움이 된다.

⑦ 상단전 수련으로 간뇌의 빛을 밝아지게 하면 뇌하수체, 송과
   체 등 호르몬 기능이 활성화되고, 두뇌 전체 뉴런의 재생을 촉
   진시켜 두뇌를 젊게 한다.

PART

03

단전 수련법

- 단전 수련 원리
- 4대 단전 수련법

단전 수련 원리

단전 수련의 궁극적 목적은 젊고 건강한 삶을 영위하는 데 있으며, 또한 치유의 손을 만들어 자신과 타인을 직접 치유하는 데 활용한다.

이 책에서 말하는 단전 수련은 고래 적 방식인 '몸수련'이 아닌 뇌의 마법 같은 성질을 이용한 '뇌수련'으로 수련의 결과물을 누구나 예측할 수 있도록 하였다.

단전 수련으로 단전을 젊게 한다

대장간의 화덕에 쇠를 집어넣고 달구어서 담금질과 매질을 반복하면 쇠가 단단해지듯이 단전 수련도 단전을 달구고 정련시켜 강한 단전을 만들어 단전을 젊게 한다. 이를 옛사람들은 연단煉丹이라 하였다.

이렇게 단전을 순차적으로 수련하여 4대 단전의 속성인 정, 기, 혈, 신을 각성시키면 생명력이 강해져 젊고 건강하게 회춘할 수 있다. 마치 자동차의 4기통 엔진이 직렬로 이어져 돌아가는 것과 같은 이치다. 자동차는 4대 체강과 같은 4개의 실린더로 엔진을 가동해서 바퀴를 구동시키게 된다. 단전 수련도 4대 단전을 각각의 체강 내에서 단련시켜 정, 기, 혈, 신을 단계적으로 각성시켜 생명력을 높여나가는 실제적인 수련이다.

단전 수련은 뇌의 시각적인 수용 능력을 활용해서 단전을 빛으로 이미지화하여 수련한다. 즉, 상상을 현실로 만드는 뇌의 특징적 성질을 이용한 수련이다.

4대 단전은 원래 붉은 빛이다. 그러나 단전 수련을 할 때는 단전을 파란빛으로 이미지화한다. 성단전의 좁쌀 크기의 붉은빛은 탁구공 크기의 파란빛으로, 하단전의 팥알 크기의 붉은빛은 야구공 크기의 파란빛으로, 중단전(심장)의 붉은빛은 파란빛으로, 상단전(간뇌)의 붉은빛은 파란빛으로 밝게 이미지화한다. 그것은 붉은빛이 점점 밝아져 파란빛이 되듯이 수련을 거듭하면 단전이 밝고 강렬한 파란빛으로 발현되기 때문이다. 젊음의 상징인 청년靑年은 청색의 파란 빛이다. 단전의 파란빛은 단전이 젊어진 걸 의미한다.

따라서 파란빛의 결과물을 미리 앞당겨서 단전 수련을 하게 되면 단전을 젊게 하고, 각 체강 내의 내장기관도 젊어지게 한다. 단전 수련이 막연한 관념적인 수련이 되지 않도록 처음부터 예측 가능한 미래의 결과물인 파란빛으로 수련을 시작하면 실제적인 수련으로 젊음을 현실화한다.

단전 수련에도 과학의 법칙이 있다

마음먹기에 따라 신체적 변화를 일으킨다는 마음의 법칙은 생각에만 머물지 않고 과학이 그것을 하나씩 증명하며 밝히고 있다.

관찰자의 마음에 따라 몸속 빛알갱이 광자의 형태와 성질이 변한다는 '양자역학', 마음 상태에 따라 면역력이 결정된다는 '신경 면역학', 마음에 따라 유전자가 변한다는 '후성 유전학' 등과 같이 마음먹은 대로 몸에 변화를 일으키게 되는 것은 누구에게나 일어날 수 있는 과학이 밝혀낸 보통의 일들이다. 인간만이 가진 마음의 힘은 인간의 뇌 용량이 커지면서 마음먹은 대로 현실이 되게끔 점차 진화해 왔기 때문에 가능해진 것이다.

신경과학자 캔디스 퍼트는 몸과 마음을 연결하는 신경 전달물질을 '감정의 분자'라고 하며, 몸의 분자 수용체는 신경호르몬에 실려 전달되는 감정 분자에 즉각적으로 반응한다고 하였다. 즉 뇌에서 발원된 생각과 감정은 화학적 물질로 바뀌어서 몸에 실제로 생리작용을 일으킨다는 것이다.

단전 수련에서 단전이 빛으로 밝아진다고 생각하면 뇌의 신경호르몬 작용으로 단전 자리에 생리작용을 일으켜 생각하는 대로 실제로 단전에 물리적 에너지를 만들게 된다.

이렇게 뇌에서 발현되는 생각 에너지를 뇌력이라 하며, 과학에서는 신체적인 운동이나 수련 등도 뇌력을 통한 이미지 트레이닝으로 운동의 시너지 효과를 높일 수 있다고 말한다. 특히 단전 수련은 뇌력을 통한 심상 수련이 절대적인 효력을 나타낸다.

뇌력은 간단한 기력 테스트를 통해 직접 체험할 수도 있다. 뇌력으로 단전을 시각화하여 사실적으로 수련하면 단전 수련의 완성도를 높일 수 있게 되는데, 그것은 뇌가 실상과 가상을 구별하지 않기 때문에 가상의 단전을 시각화 해서 수련하면 반드시 실상으로 현실화시키게 된다.

'뇌는 진짜 웃음과 가짜 웃음을 구별하지 않는다.'라는 명제는 뇌의 분별심에 관한 대표적인 사례다. 뇌는 억지로 웃어도 기분이 좋아서 웃는 것으로 인식하고 둘 다 같은 호르몬을 분비한다는 것이다. 단전 수련에서도 단전이라 는 가상의 공간에 물리적으로 실재하진 않지만 실재하는 것처럼 밝은 빛의 결과물을 상상해서 반복 수련하면 뇌는 상상을 진짜로 만드는 마법을 보인다.

우리의 뇌는 '신경 가소성 효과'로 인해 반복하는 생각에 따라 신경세포가 변한다고 한다. 즉 단전을 빛으로 반복해 서 생각하면 맞춤형 뇌 신경회로가 활성화되어 우뇌의 한 영역에 단전의 결과물을 만들게 된다는 것이다.

따라서 단전 수련을 굳이 초급, 중급, 고급단계를 거치지 않고 곧바로 빛의 결과물로 수련하게 되면 수련의 결과물 을 쉽게 만들어 낼 수 있다.

이처럼 무형의 단전을 빛으로 형상화하여 반복해서 단 전의 결과물로 수련하게 되면 수련의 시행착오 없이 누구 나 수련의 결실을 얻을 수 있다.

그러나 뇌에 대한 이해 부족과 결과를 예측할 수 없는 눈 감고 코끼리 다리 만지기식의 고래 적 수련법은 마치 맨손으로 공기를 잡듯이 허송세월하게 된다는 걸 경험자들은 잘 알고 있다.

볼 수 없고 상상할 수도 없는 기를 도구로 하는 수련은 뇌의 상상력을 동원할 수 없다. 하지만 직접 눈으로 볼 수 있고 마음대로 상상할 수 있는 빛을 매개로 한 단전 수련은 '뇌수련'으로 결과물을 쉽게 만들 수 있어서 성공적인 수련이 될 수 있다.

단전에 이름을 붙여 불러주면 반응한다

세상에 하나만 존재하는 인명이나 지명, 동물, 사물 등의 명칭은 다른 것들과 구별할 수 있도록 고유한 이름을 붙여 부르고 있다. 사람은 자신의 이름을 부르면 바로 반응한다. 다른 동물과 식물 등의 생물체도 고유한 이름을 정해서 불러주면 자신의 이름에 쉽게 반응한다. 개와 고양이 등의 동물들이나 나무, 화초 같은 식물들의 이름을 정해서 불러주면 반응하게 된다.

또한 인체의 위, 간 등 신체 조직도 이름을 불러주면 반응한다. 일본의 에모토 마사루 박사는 『물은 답을 알고 있다』에서 생명체의 대부분은 물로 구성되어 있어서 특정한 대상에 말을 하거나 글을 보여주면 물의 결정체가 바뀌면서 반응하게 된다고 한다. 물에는 자석 성분이 들어 있어 자석의 기억성이 사람의 감정을 인지하기 때문이라고 한다.

인체의 4대 단전 중 중단전과 상단전은 각각 심장과 간뇌로 명칭이 정해져 있어서 그 이름을 불러주면 반응하게 된다. 성단전과 하단전은 형체가 없는 무형의 에너지 체다. 하지만 이들도 이미지화해서 특정한 이름을 붙여 호명하면 사실적으로 반응하게 된다. 성단전을 수련할 때는 탁구공 크기의 파란빛 '단심불'이라 호명하고, 하단전을 수련할 때는 야구공 크기의 파란빛 '원심불'이라 부른다.

🌱 의식 집중은 단의 빛을 밝아지게 한다

레이저 광선은 철판을 자르고, 환부를 제거하고, 현란한 레이저 빔으로 밤하늘을 장식한다. 이것은 레이저 장치를 이용하여 분산된 빛을 한곳에 집중시켰기 때문에 가능한 일이다. 우리의 의식 집중도 마찬가지로 뇌를 통해 정성을 다해 마음을 한 곳에 모으는 방식으로서 레이저 광선 원리와 같다.

공자의 손자인 자사가 쓴 『중용中庸』에 흥미로운 구절이 있다. '성즉명誠卽明, 명즉성明卽誠'이라 하여 '정성을 다하면 밝아지고, 밝아진 것은 정성을 다한 것'이라 하였다. 과학의 잣대로 봐도 이치에 맞는 말이다.

양자역학에서도 우리의 뇌는 특정한 신체 부위에 정성을 다해 의식을 집중하면 그곳으로 에너지가 모여서 빛이 밝아진다고 한다. 그것은 몸속 근원인 빛에 의식이 도달하기 때문에 가능해지는 것이다. 일례로 소화가 안 될 때 위에 의식을 집중하게 되면 위 부위로 빛이 집중되면서 치유와 회복이 빨라진다. 이때 위가 말끔히 치유된 상태의 밝은 빛을 떠올려주면 더 효과적이다.

그러나 무릎이 아픈 사람에겐 원리가 다르게 적용된다. 무릎에 통증이 있을 때 계단이나 산을 오르면서 무릎에 의식을 집중하면 무릎에 힘이 가중되어 오히려 무릎을 더 아프게 한다. 이때 허벅지나 엉덩이로 의식을 돌려서 계단이나 산을 오르면 에너지가 허벅지와 엉덩이 근육에 집중되면서 무릎 손상은 막고 허벅지와 엉덩이 근육을 강화할 수 있다.

이처럼 몸속 에너지는 마음이 가는 곳에 집중되므로 단전이나 인체의 어느 한 곳에 의식을 집중하면 빛에너지가 증폭되면서 빛이 밝아진다.

예컨대 검지의 손톱에 의식을 집중하면 손톱 밑이 욱신거리며 열감과 전기감 등을 느낄 수 있다. 이것은 의식이 집중된 곳에 혈류의 속도가 빨라지고 에너지가 몰리면서 손톱 밑의 모세혈관과 말초신경이 자극을 받아 나타나는 전기적 현상이다.

따라서 단전 부위에 의식을 집중해도 같은 현상이 일어난다. 다만 단전 부위는 손톱 밑보다 모세혈관이나 말초신경의 분포도가 낮으므로 감각이 둔감할 뿐 단전에 의식을 집중하면 같은 현상을 나타낸다. 열감과 전기감, 심지어 묵직한 무게감과 부피감도 느끼게 된다.

단전에 집중하면 뇌에서 이완 파동인 알파파의 빛이 방출되면서 단전이 속한 체강 내의 혈관이 확장되고, 혈류의 속도도 빨라지게 되고, 혈중 산도(pH)가 알칼리성이 되어 내장기관의 세포에 산소와 영양분 등 에너지 공급이 원활해진다.

이처럼 단전에 의식을 모으면 수련자의 의도에 따라 정말로 단전의 빛이 밝아지는 믿기지 않는 사실을 천재 과학자 아인슈타인이 '광전자 효과'의 연구를 통해 증명하였다. 광전자 효과에 따르면 빛을 바라보는 관찰자의 의중에 따라 빛의 성질이 변한다는 것이다.

빛은 파동인 동시에 입자의 성질을 띠고 있다. 관찰자가 빛을 파동이라 의식하고 집중해서 바라보면 전자기력이라는 파동으로 나타나고, 빛을 입자로 생각하면 빛알갱이 광자의 성질을 띠며 빛이 밝아진다는 것이다. 이것은 사람의 의식이 세포 너머의 양자(=광자) 차원에 영향을 미칠 수 있다는 양자역학의 이론과 일맥상통한다.

동안이 되고 싶으면 자신의 어릴 때 맑고 밝은 얼굴을 떠올리고 얼굴 피부세포 너머 수억 개 광자의 빛이 밝아졌다고 상상한다. 결과는 과학이 증명해 줄 것이다.

광전자 효과

물질이 전자를 방출하는 실험을 통해 빛의 입자성을 밝힌 '광전자 효과'는 1905년 아인슈타인에 의해 처음 제기되었으며, 이를 증명하여 노벨상을 받았다.

그의 연구에 따르면 빛은 입자성과 파동성을 모두 가지며, 그중 빛의 입자성을 '광자'라 하고 빛의 파동성을 '전자기파'라 하였다. 그러나 빛은 관찰자가 관측하기에 따라 입자처럼 보일 때도 있고 파동처럼 보일 때도 있다고 한다. 하지만 빛은 입자와 파동을 동시에 관찰할 수 없으며, 관찰자가 빛의 입자성을 보고자 할 때는 빛의 알갱이 '광자'로 보이고, 파동성을 보고자 할 때는 빛의 '전자기파'만 관찰된다는 것이다.

옛적부터 동양의 수련자들은 몸의 특정한 곳에 의식을 집중하면 그곳으로 기가 모여서 기운이 활성화된다는 것을 알고 있었다. 다만 21세기에 아인슈타인이 그 사실을 과학적으로 증명했을 뿐이다.

의식 에너지와 빛의 입자론은 단전 수련에 있어서 나에게 많은 깨우침과 영감을 주었으며, 단전 수련을 보다 효율적으로 할 수 있도록 이끌어 준 이론적 토대가 되었다. 그리고 의식과 빛의 원리와 이치를 합리적으로 깨우치고, 단전을 빛으로 수련함으로써 단전 수련의 결과물은 완전히 다르게 나타난다는 걸 체험적으로 알 수 있게 하였다.

젊고 건강해지고 싶으면 빛을 수련하라

우주는 수축과 팽창을 거듭하며 숨을 쉰다고 한다. 지금은 우주의 팽창 시기이며, 이전 수축 시기의 마지막에 모든 에너지가 한 점으로 모여 임계점에서 대폭발이 일어났다고 한다. 이것을 흔히 '빅뱅'이라 한다. 빅뱅 이론에 따르면 약 130억 년 전에 물질과 공간이 존재하지 않던 암흑의 우주 중심에 수축의 압력에 따른 엄청난 고열로 인해 빅뱅이 일어나며 공간과 물질이 생겨났다고 한다. 이때 생긴 우주 최초의 물질이 빛이다.

소우주인 인간도 탄생의 중심에 한 점의 빛이 단을 이루고 그 빛이 활성화되어 4대 단전을 있게 한 것이다. 그래서 단을 비롯해 4대 단전 모두를 빛으로 형상화하여 수련한다. 4대 단전 중 성단전이나 하단전은 몸 안의 3차원 공간에 물리적으로 실재하진 않지만, 심상으로 반복해서 두 단전 자리를 빛으로 상상하면 우리의 뇌는 상상대로 단전을 빛으로 만들게 된다. 그래서 하단전과 성단전을 가상의 빛인 '원심불'과 '단심불'로 형상화해서 수련한다.

단전 수련을 통해 단전의 빛이 밝아지면서 단전이 젊어지고, 신체 기관의 세포조직도 밝은 빛으로 젊어지게 된다. 그리고 빛이 외부로 확장되어 얼굴빛도 밝아지게 된다.

양자역학에서는 물질을 쪼개고 쪼개면 마지막에 남는 건 한 점의 빛이라고 한다. 즉 세포 너머 몸의 근원은 빛으로 이뤄져 있으며, 결국 몸 전체는 빛 덩어리라는 것이다. 물질이 원자, 전자 등의 미립자로 이뤄져 있지만 인식하지 못하고 살아가듯이, 인체도 빛의 집합체로 이뤄져 있으나 대부분 사람은 모르고 살아간다.

단전 수련으로 4대 단전의 빛이 밝아지면 몸 전체가 빛으로 밝아지면서 젊고 건강한 몸을 유지하게 된다.

이처럼 수련을 통해서도 빛을 밝아지게 하지만 일상생활에서 빛으로 숨 쉬고, 빛을 먹고, 빛을 마시는 등 빛과 더불어 생활하게 되면 몸빛은 더 밝아진다. 결국 우리가 사는 공간은 빛으로 채워져 있고, 우리가 마시고 먹는 물과 음식은 그 근원이 빛이기 때문에 빛으로 호흡하고, 빛을 먹고 마시는 건 당연하다. 식물도 빛을 이용한 광합성으로 탄수화물과 산소를 만들어 생명 활동을 한다. 따라서 우리가 식물에서 얻는 곡물, 채소, 과일 등의 탄수화물은 그 근원이 빛이며, 산소도 마찬가지다. 식물은 빛이 없는 밤에는 호흡으로 빛에너지를 만들어 생명 활동을 이어간다.

🌱 단전의 빛을 직관하면 빛이 밝게 보인다

사물을 자세히 분석하거나 파악하지 않고 순간적으로 사물 전체를 바라보는 것을 직관이라 한다. 이러한 순간의 직관을 연속적인 직관으로 바꿔서 사물을 지속해서 바라보면 이완된 집중이 된다. 이러한 이완된 집중으로 단전의 빛을 직관하면 단전의 빛이 더 밝게 보인다. 이완된 집중은 뇌의 뉴런이 활성화되면서 빛의 입자인 광자를 단전으로 집중시켜 단전의 빛을 더 밝게 한다.

이렇게 단전을 직관하는 습성이 생기면 다른 사물이나 현상을 꿰뚫어 보는 통찰력과 번뜩이는 창의력으로 세상을 더 지혜롭게 바라볼 수 있는 능력도 생긴다. 사회적으로 성공한 사람들이나 옛 현자들은 직관력이 남달랐다고 할 수 있다. 이러한 직관력을 단전의 빛을 키우는 데 활용하면 쉽고 빠르게 단전을 활성화할 수 있다.

단전을 직관하는 방편으로 하늘의 태양을 단전의 빛으로 생각하고 태양 바라보기 연습을 한다. 태양을 맨눈으로 2초간 본 다음 단전 자리를 심안으로 직관하면 태양과 같은 단전의 빛을 쉽게 만들 수 있다. 그 이유는 우리의 뇌에 보는 걸 모방하는 신경세포 '거울 뉴런'이 있기 때문이다. 어떤 사물을 잠시 바라보면 거울 뉴런에 의해 뇌의 관련 영역이 활성화되어 다른 곳을 바라보아도 사물이 복제되어 보이게 된다. 이것을 '거울 뉴런 효과'라 한다. 따라서 태양을 직접 눈으로 바라보는 것이나, 바라본 태양이 우리 몸 중심에 있다고 상상하는 것이나 거울 뉴런은 같은 반응을 나타낸다고 한다.

단전 수련으로 치유의 손을 만든다

단전이 있는 복부가 따뜻하면 손도 따뜻하다. 그것은 단전과 손은 서로 혈관, 신경, 경락 등의 에너지 통로로 연결되어 있기 때문이다. 단전은 손에 따뜻한 빛을 보내는 발전소에 해당한다. 단전 수련으로 단전의 발전소에 출력을 높이면 손은 더 따뜻한 빛을 발하며 치유의 손이 만들어진다.

치유의 손을 만드는 데는 4대 단전 중 하단전을 이용한다. 단전 수련을 통해 하단전의 에너지 센터에 출력을 높여서 치유의 손으로 자신과 주변 사람을 치유할 수 있다. 평소에 손이 찬 사람도 하단전을 강화하면 복부가 따뜻해지고 손이 따뜻해지면서 치유의 손이 된다. 특별히 단전 수련을 하지 않은 보통 사람도 미약하나마 약손이라는 작은 치유 능력이 손에 내재되어 있다.

그동안 살아오면서 어디가 아프면 무심코 아픈 부위에 손을 올려놓거나 문질러본 경험이 있을 것이다. 아픈 부위에 3분 정도 손만 대고 있어도 치유 효과를 경험하게 된다. 자신은 미처 모르고 있었지만, 스스로가 치유사란 걸 본능은 이미 알고 있다는 것이다. 예컨대 손목을 다쳤을 때 반사적으로 다친 부위를 손으로 감싸게 된다. 또한 혈압이 올랐을 때 손이 저절로 목덜미로 가게 된다. 누가 가르쳐주지도 않았는데 아픈 부위로 손이 저절로 찾아가게 되는 건 손의 천부적인 치유 능력을 본능이 알아차리고 행동하기 때문이다.

손은 독자적으로도 모세혈관과 말초신경이 가장 많이 모여 있어서 다른 어느 신체 부위보다 에너지의 출력이 높은 곳이다. 또한 손은 경락의 교차 지점으로서 음경맥과 양경맥이 교차하면서 발생하는 전자기력의 영향으로 빛에너지의 출력이 높다.

이러한 손의 치유 능력을 단전 수련으로 치유 수준을 높여서 환부에 올려놓게 되면 복통, 두통, 치통, 관절통 등의 통증 증세가 사라지는 치유 경험을 하게 된다. 단전 수련으로 하단전의 에너지 센터에 출력을 높이면 누구나 치유의 손을 만들어 자신과 다른 사람을 치유할 수 있다.

에너지 의학에서는 몸에서 일어나는 치유 작용은 신경 호르몬의 변화보다 파동이나 진동 같은 에너지의 변화 때문이라고 말한다. 그 이유는 세포 내 수용체는 신경과 화학적인 신호보다 에너지의 파동을 더 잘 받아들이기 때문이라는 것이다. 그래서 아픈 부위에 치유의 손을 올려놓고 살살 문질러주면 손에서 발현되는 파동에너지가 환부의 진동수를 정상범위로 회복시켜서 치유 효과를 보게 된다.

손의 치유 능력을 높이는 단전 수련법

① 배꼽 뒤 하단전 부위에 야구공 크기의 태양이 파란빛으로 밝아진다고 생각하며 1분간 집중한다.

② 따뜻해진 손을 환부에 올려서 먼저 오른손을 시계방향으로 1분간 살살 돌려주고, 왼손으로 시계 반대 방향으로 1분간 돌려준다.

③ 양손을 포개서 환부에 3분 이상 올려놓는다. 이때 오른손이 왼손 밑에 오도록 한다.

4대 단전 수련법

지금까지 우리가 알고 있었던 단전 수련은 하단전 한 곳에 치중한 수련이었다. 하지만 복강 내의 하단전 수련만으로는 4대 체강으로 된 인체 역학 구조상 에너지의 균형이 맞질 않는다.

그래서 4대 단전을 함께 수련함으로써 하단전 수련만의 불균형을 해소하고 인체의 전반적인 에너지 상승 효과로 젊고 활기찬 몸을 유지할 수 있도록 한다.

🌱 성단전 수련법

골반강의 생식기관 중심에는 좁쌀 크기의 붉은빛 丹이 자리하며 샛별같이 밝게 빛나고 있다. 그리고 이러한 붉은 빛의 단을 확장하여 파란빛의 '단심불'을 만들어 성단전 수련을 한다. 좁쌀 크기의 단을 연단하여 탁구공 크기의 '단심불'을 만드는 단계별 과정을 거치지 않고 단박에 '단심불'의 결과물로 성단전 수련을 시작한다.

단은 하단전을 주관하는 기의 뿌리가 되며, 정精의 원천적 에너지이다. 나이 들수록 단은 점차 약화하면서 정도 쇠퇴하게 된다. 따라서 성단전 수련을 통해 단의 빛을 키워서 정을 각성시켜 성단전을 젊게 한다.

인체의 체강 중 제일 아래에 있는 골반강은 내장기관을 받쳐주는 역할도 하지만 두개골과 척추를 지탱하는 신체의 기반이 되기도 한다. 인체의 초석과 같은 골반강은 치골, 천골, 골반근, 괄약근으로 사방을 감싸고 있으며, 그 중심에 성단전의 단이 한 점의 빛으로 자리하고 있다.

이러한 단을 미래의 결과물인 '단심불'로 심상화하여 성단전 수련을 한다. '단심불'은 골반강 중심의 단의 불꽃이라는 의미이며, '단심불'이 회전할 때마다 빛이 점점 밝아지면서 성단전의 정을 각성시킨다. 그래서 골반강 내의 생식기관은 강한 에너지가 동반되므로 성단전 수련으로 정을 각성시켜 정력精力을 강화한다.

성단전 수련은 '회단수 ❹식 머리 들기'의 누워서 하는 와식법으로 수련하게 된다. 그리고 서서 하는 성단전 수련의 입식법은 숙련된 고수로부터 지도가 필요하므로 여기서 다루지 않는다. 그것은 이 책의 단전 수련 지침이 '아기 단전 사용법'에 있으므로 주로 누운 자세의 아기들 행동을 따라하는 와식법만 소개하기로 한다.

성단전 수련 효과

- 정력이 강해지고 정신이 맑아진다.
- 방광과 전립선 기능 강화
- 자궁 기능 강화
- 골반 균형 유지
- 골반기저근 강화
- 성단전의 빛이 밝아진다.
- 하단전 지원 능력 강화

🌱 하단전 수련법

배꼽 뒤쪽에 있는 하단전下丹田 자리를 흔히들 단전이라 한다. 그 이유는 4대 단전의 중심으로서 에너지 센터 역할을 하기 때문이다. 그래서 하단전의 에너지를 중력中力이라 하여 인체의 중심에서 다른 단전과 네트워크를 형성하며 연계한다.

하단전 수련을 하면 복강 내에 氣가 충만해져 복뇌가 활성화되면서 하단전을 젊게 한다. 복뇌를 품고 있는 복강의 중심에 팥알 크기의 하단전이 붉은빛으로 자리하고 있다. 이러한 팥알 정도 크기의 에너지로는 최소한 생명 유지를 위한 역할만 할 뿐 생명력을 높이는 데는 역부족이다. 그것도 나이 먹을수록 생명 에너지가 약화되므로 하단전 수련을 통해 단전을 젊게 해야 생명력이 강화되어 건강하게 장수할 수 있다.

하단전 수련은 팥알 크기의 단전을 확장하여 야구공 크기의 파란빛의 '원심불'로 심상화해서 수련한다. '원심불'은 원으로 된 우주의 중심 불꽃이라는 의미이며, '원심불'이 회전할 때마다 빛이 점점 밝아지면서 하단전의 기를 각성시켜 복뇌를 활성화한다. 그리고 하단전의 기는 생명력의 근본인 정에서 생겨나 4대 단전의 중심 에너지로 자리하게 된다.

하단전의 기는 4대 단전의 속성인 정, 기, 혈, 신 중에서 중단전의 혈을 움직이는 바람과 같은 역할을 하며, 전신에 기혈순환이 원활해지도록 하는 원동력이 된다. 따라서 하단전 수련으로 기를 강화하여 4대 단전의 에너지 공급원이 되도록 한다. 또한 성단전의 정과 상단전의 신을 연결하여 정신을 강화하는 역할을 한다.

하단전 수련은 '회단수 ❹식 머리 들기'의 누워서 하는 와식법으로 수련한다. 그리고 서서 하는 입식법은 여기서 다루지 않는다. 하단전의 입식법은 성단전의 입식법처럼 숙련된 고수로부터 지도가 필요하다.

하단전 수련 효과

- 4대 단전과 연동되어 몸 전체의 에너지가 활성화된다.
- 신체 전반적인 면역력이 증진된다.
- 내공 강화로 바른 자세 유지와 자신감이 커진다.
- 기혈순환이 원활해져 혈압과 인슐린 분비가 안정된다.
- 복뇌의 활성화로 소화작용, 영양분 흡수가 좋아진다.
- 내장지방을 태우는 다이어트가 된다.
- 정상적인 체온을 유지하며, 특히 손발이 따뜻해진다.
- 하단전의 빛을 밝게 하여 치유의 손을 만든다.

🌱 중단전 수련법

4대 단전에서 중단전中丹田은 심장에 해당한다. 4대 단전의 속성인 정, 기, 혈, 신 중에서 血을 주관하며, 하단전 기의 영향으로 기혈氣血순환을 좋아지게 한다. 전통 의학에선 기혈을 원기와 혈액이 합쳐진 의미로 쓰이며, 기혈순환과 혈액순환을 완전한 별개로 보지 않는다.

중단전 수련으로 심장을 강화하면 심장의 원활한 수축 작용으로 신체 곳곳에 기혈을 충분히 공급할 수 있도록 한다. 또한 머리 쪽에 충분한 기혈을 공급하여 사고력을 높이고, 소화기관에 기혈을 보내서 소화 흡수를 돕고, 생식기관에 기혈을 보내서 잉태를 시키는 등 정신과 신체 활동에 심장의 역할은 절대적이다.

인체는 말단 세포조직까지 혈액이 공급되어야 생명을 유지할 수 있어서 심장의 펌프질은 잠시도 멈출 수 없다. 그러나 주먹 크기의 심장 펌프질만으로 모세혈관을 포함해 약 100,000km 달하는 혈관을 거쳐 심장에 혈이 제대로 돌아올 수 있을까?

하단전의 기와 연동하여 기혈순환이 원활하게 이뤄져야 가능한 일이다. 물론 기의 운송기관인 비장의 지원도 받아야 하고, 혈관과 근육의 수축 작용이 순조로워야 한다.

기가 바람이라면 혈은 물이다. 바람이 불어야 물이 움직이듯이 기가 움직이면 혈도 따라 돌게 된다. 그래서 먼저 하단전 수련으로 기를 충실하게 하고, 중단전 수련으로 심장을 강건하게 함으로써 기혈의 순환을 원활하게 한다.

그리고 하단전 수련에 앞서서 성단전 수련으로 정을 강화하여 정→기→혈→신의 순차적인 상생 작용을 일으켜 4대 단전을 연동시키게 된다.

심장의 붉은빛을 중단전 수련을 통해 파란빛으로 밝아지게 하여 심장 기능을 강화한다. 중단전 수련은 '회단수 ❹식 머리 들기'의 누워서 하는 와식법 수련을 한다. 서서 수련하는 입식법은 지도자의 대면 지도가 필요하다.

중단전 수련 효과

- 관상동맥 강화
- 심장 근육 강화
- 부정맥 예방
- 심부전증 예방
- 복대동맥과 경동맥의 혈류가 원활해진다.
- 심장의 빛이 밝아져 심장이 젊어진다.

🌱 상단전 수련법

상단전上丹田은 머리 중심의 간뇌에 해당한다. 정, 기, 혈, 신의 마지막 단계인 神의 자리이다. 신은 물질적인 것보다 정신적이며, 영적인 영역에 속한다. 따라서 신은 인간의 감정과 심리적인 영역에 해당하므로 고차원적인 정신 활동의 주체가 된다.

전통 의학과 양생법에서는 정신 활동의 중심을 뇌로 보는 '뇌 주체설'과 심장으로 보는 '심장 주체설'로 양립되었다. 즉, 신이 뇌와 심장에 주재한다는 서로 다른 견해가 있었다.

정신 작용이 뇌에서 일어난다는 정신의학의 관점에서는 '뇌 주체설'이 이치에 맞는다. 나도 여기에 동의하며, 그에 따라 정, 기, 혈, 신을 성단전, 하단전, 중단전, 상단전에 각각 배속시켜 인체의 4대 단전과 그 속성을 새롭게 정립하였다.

오장육부에 각각 신이 깃들어 있어서 정신 작용에 따라 오장육부의 생리 상태가 달라진다는 전통 의학적 개념은 현대 의학의 자율신경시스템과 같다. 즉, 상단전 간뇌의 자율신경 기전에 따라 모든 내장기관이 생리적 영향을 받게 된다는 것이다.

상단전의 간뇌는 뇌의 한가운데 위치하며 크기는 달걀 노른자만 하다. 해부학적으로 시상과 뇌하수체, 송과체를 포함하며 자율신경과 연결되어 있다.

간뇌는 통합의 중추로서 대뇌로 전달하는 감각계의 플랫폼에 해당한다. 즉 후각을 제외한 시각과 청각 등 신체의 모든 감각 정보를 받아서 대뇌로 전달하며, 운동 신호, 의식, 수면 등을 조절하는 감각신경이 이곳 간뇌에 모였다가 다시 뇌의 다른 부분들로 해당 감각을 전달한다.

간뇌는 역으로 대뇌의 생각을 다른 신체 기관으로 전달하는 또 다른 플랫폼 역할을 한다. 간뇌는 대뇌의 생각이 반드시 실행되도록 충실하게 임무 수행을 한다.

이러한 간뇌의 임무를 수행하는 매개체가 신경호르몬이다. 상단전 수련을 통해 자율신경과 호르몬 작용이 원활해지면 위의 소화작용, 간의 해독작용, 췌장의 인슐린 분비 등의 불수의적인 생리현상을 좋아지게 한다. 또한 상단전 수련은 신을 각성시켜 정신 활동을 바르게 한다.

간뇌의 붉은빛을 상단전 수련을 통해 파란빛으로 밝아지게 하여 정신력과 신체 활동을 다 같이 강화한다.

상단전 수련은 '회단수 ❹식 머리 들기'의 누워서 하는 와식법 수련을 한다. 서서 수련하는 입식법은 지도자의 대면 지도가 필요하다.

상단전 수련 효과

- 뇌를 젊게 한다.
- 면역력과 생명력을 높인다.
- 신경호르몬 작용을 원활하게 한다.
- 수면을 개선한다.
- 직관력과 통찰력이 향상된다.
- 집중력과 기억력이 향상된다.

PART
04

아기 단전이란
무엇인가?

- 아기 단전의 비밀
- 회단수 수련법

아기 단전의 비밀

인간의 가장 본능적인 동작은 아기들의 천진난만한 행동일 것이다. 누워서 팔다리를 흔들고, 머리 들기, 뒤집기, 배밀이, 기어 다니기 등 마치 인간이 진화하듯이 점차 몸짓을 변화시키며 커가는 아기들의 모습을 보게 된다.

이러한 아기의 행동들은 모두 단전의 힘을 키우려는 뱃심 동작으로 '아기 단전법'이라 한다. 따라서 우리는 태어나면서 단전 수련을 하고 있는 셈이다.

🌱 아기 단전이란?

　아기가 잉태되기 전 정자에서 생성된 운동에너지는 아기 단전의 원초적 에너지가 된다. 정자의 운동에너지는 단을 만드는 데 영향을 주고, 아기 단전을 형성하는 원천이 된다. 아기가 잉태되면 탯줄과 연결된 배꼽 뒤쪽 몸 중심에 단전이 자리하게 되는데 이곳이 바로 아기 단전이다. 이때 이미 태아의 신체 기저부에 단이 자리하며, 단전 형성에 영향을 주게 되는 단전의 불씨가 된다.

　태아 적 아기들은 모체로부터 탯줄을 통해 생명 활동에 필요한 에너지를 공급받는다. 즉 탯줄이 아기들의 생명줄

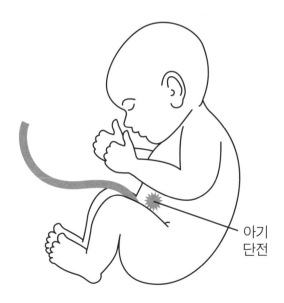

아기
단전

인 셈이다. 탯줄과 연결된 배꼽 뒤 아기 단전은 모체로부터 에너지가 공급되는 첫 관문으로서 에너지를 축적하여 각 신체 기관으로 보내지는 에너지 플랫폼 역할을 한다. 그래서 태아 적의 아기 단전은 에너지의 저장고로서 늘 에너지가 풍부한 자리다.

이러한 배꼽 뒤 아기 단전은 점차 분화되어 4대 단전을 형성한다. 아기들은 임신 3개월까지 배꼽 뒤 하단전, 상단전의 간뇌, 중단전의 심장, 성단전의 생식기관이 형성되면서 4대 단전의 완전체를 갖춘다.

그리고 임신 3개월부터 근육과 골격이 형성되면서 4대 체강이 만들어져 태아의 신체 비율이 조정된다. 따라서 4대 체강의 중심에 4대 단전이 온전하게 자리를 잡으며, 태아는 모체로부터 산소와 영양분 등의 에너지를 공급받아서 단전과 함께 열 달 동안 모태에서 성장하게 된다.

아기들은 출산으로 탯줄이 끊기면서 모체로부터 공급받던 에너지가 차단된다. 그때 차단된 에너지를 대신하기 위해 탯줄과 연결된 배꼽 뒤 단전의 무게중심으로 에너지가 집중된다. 이것은 아기들이 새로운 신체 환경에 적응하기 위한 본능적 반사작용이며, 모체로부터 아기 단전의 독립을 뜻한다. 이때부터 아기들은 본격적으로 단전의 힘을 기르는 본능적인 반사행동을 시작하게 된다.

첫돌 때까지 이어지는 본능적인 행동들은 누워서 머리 가누기, 배밀이, 팔다리 버둥거리기, 엉덩이 들기, 엎드려서 팔다리 들기, 기어 다니기 등으로 배냇 몸짓을 계속하게 된다. 이러한 반사행동으로 아기들은 뱃심을 키우며 아기 단전의 힘을 기르게 된다.

🌱 아기 단전법으로 순수 건강체로 돌아가라

우리나라 사람들의 건강수명은 평균수명보다 10년 정도 짧다고 한다. 즉 생의 마지막 10년은 이런저런 병으로 인해 불건강 상태로 살아간다는 것이다.

건강은 건강할 때 지키고, 젊음은 젊어서부터 지켜야 말년을 젊고 건강하게 보낼 수 있다.

10년이면 강산도 변한다고 하듯이 사람도 10년 주기로 노화와 건강에 많은 변화가 온다. 예방적 차원에서 10년 후의 건강한 노화를 준비해야 한다. 50대는 60대를 준비하고, 60대는 70대를, 70대는 80대를, 80대는 90대의 건강을 선제적으로 준비해야 백세시대의 건강한 노화에 대비할 수 있다.

인간의 노화는 태어남과 동시에 시작된다는 말이 있으나 사실은 20세를 정점으로 노화가 진행된다고 한다. 생리적으로도 인체의 피부와 연골, 혈관, 내장기관 등 신체의 모든 조직을 구성하는 콜라겐이 몸속에서 더는 생성되지 않고 빠져나가기 시작하는 20세가 노화의 기준점이 된다고 한다. 그리고 60세가 되면 20세 때보다 75% 이상의 콜라겐이 소실되어 피부와 혈관의 탄력성과 관절의 유연성이 떨어지는 등 노화의 속도가 빨라지게 된다고 한다.

젊음의 조건은 '유연성'과 '탄력성'이다. 그래서 노화는 피부와 혈관 등의 탄력성 등이 떨어지며 나타나게 되는 현상이다. 노화는 단전의 힘과 뱃심도 쇠락의 길로 접어들게 하여 단전의 빛은 점차 약해지고, 뱃심과 배짱은 한풀 꺾이게 된다. 하단전의 뱃심이 약해져 허리가 구부러지기 시작하고, 배짱이 얇아져 매사에 의욕이 떨어지며, 소화력도 저하된다.

성단전엔 단의 빛이 약해져 정력이 떨어지고 호르몬 기능이 약화된다. 중단전은 심장 기능이 떨어지고, 상단전은 간뇌 기능이 떨어져 기억력 감퇴와 치매가 염려되는 등 심신의 전반적인 건강에 적신호가 켜지게 된다. 이러한 건강의 적신호를 청신호로 바꾸려면 젊은 단전으로 되돌리는 것이다.

뭔가 일이 잘 풀리지 않을 때 기본으로 돌아가라는 말이 있다. 노후한 단전을 젊게 재생하는 비결은 순수 건강체인 아깃적으로 되돌아가 아기들의 몸짓을 따라하는 것이다.

회단수 수련법

회단수回丹守는 쇠약해진 단전을 젊은 단전으로 되돌려 내 몸을 건강하게 지키도록 하는 회춘법의 핵심 수련이다. 회단수는 아기 단전법을 여덟 가지 동작으로 체계화시킨 수련 법으로 누구나 쉽게 따라할 수 있도록 하였다.

봄이 다시 돌아온다는 회춘回春은 나무에 새잎이 돋아나고, 대지에 새싹이 움트는 새로운 계절이 돌아온다는 의미이다. 사람도 젊고 건강한 몸으로 회춘하려면 아깃적으로 되돌아가 아기 단전법 회단수를 따라하면 된다.

🌱 회단수의 비밀

장수하는 대표적인 동물이 거북이다. 거북은 느린 걸음으로 호흡도 15~20초에 한 번씩 느리게 하며, 대략 400년 넘게 산다고 한다. 이렇게 느린 동작과 느린 호흡의 동물이 장수한다는 걸 옛사람들은 알고 있었다.

기공의 원조로 알려진 '오금희'는 오래 사는 동물들의 다섯 가지 동작을 본떠서 만든 장수 수련법으로 옛사람들의 지혜가 담긴 건강법이다.

회단수도 순수 건강체인 아기들의 본능적 몸짓을 따라 하며 단전과 몸을 젊게 하는 수련법이다. 회단수는 일종의 아기 단전법으로 노화된 단전을 젊게 하여 몸을 젊고 건강한 상태로 되돌려 회춘하는 데 목적이 있다.

갓난아기는 맨 먼저 누워서 팔다리를 움직이며 버둥거리기, 머리 들기, 뒤집어서 배밀이, 상체 들기, 기어 다니기, 자리 앉기 등 점차 행동 변화를 일으키며 인간이 진화하듯이 성장하게 된다.

꽃나무가 자라서 성장의 절정에 도달하면 꽃을 피우고 점점 시들어 가듯이 인간도 성장판이 멈추고 더는 성장할 수 없는 성인이 된 20세 전후부터 노화가 시작된다고 한다.

노화는 흔히들 내공이라고 하는 몸 중심 에너지로부터

시작된다. 몸의 중심으로 향하는 구심력의 내공이 약해지면서 신체 전반적으로 노화가 진행된다는 것이다. 단전 수련을 통해 약해진 내공을 강화하고 4대 단전의 빛을 밝게 해야 몸과 마음이 젊고 건강해진다. 단전의 빛을 밝게 하는 비결은 순수 건강체인 아깃적으로 되돌아가 회단수를 실천하는 것이다.

회단수는 아기들의 여덟 가지 반사행동을 8식 수련법으로 체계화하여 누구나 따라할 수 있도록 하였다. 특히 아깃적으로 되돌아가 그때의 건강했던 모습을 상상하며 회단수를 따라하게 되면 봄이 다시 돌아오듯 동체, 동심, 동안이 되어 젊고 건강한 몸으로 회춘할 수 있다는 것이다.

회단수의 과학적 회춘 비밀은 세계적인 심리학자 엘렌 랭거의 '시계 거꾸로 돌리기 실험'에서 찾을 수 있다. 이 실험에서 한 그룹의 노인들을 시간을 되돌린 과거의 환경에서 그 시절의 모습을 상상하며, 그때의 생활 습관대로 지내도록 한 결과 실제로 생체 기능이 전반적으로 향상되는 놀라운 결과를 보였다고 한다. 즉 모두 회춘했다는 것이다.

시계 거꾸로 돌리기 실험

엘렌 랭거는 '시계 거꾸로 돌리기' 실험으로 유명한 심리학자이자 하버드대 교수다. 그는 노화에 대한 주목할 만한 연구에서 마음이 노화에 미치는 영향을 조사했다.

한 그룹의 노인 참가자들은 20년 전에 살았던 젊은 시절의 환경과 비슷한 장소에서 생활하는 실험을 일주일간 수행했다. 참가자들을 20년 전으로 돌아가 젊은 모습을 상상하며, 그때의 습관대로 생활하도록 하였다. 그 결과 시력과 청력이 좋아지고, 허리가 펴지면서 키가 커지고, 관절이 유연해지고, 근력이 향상되고, 혈압과 당뇨가 개선되고, 기억력과 인지 능력 등의 뇌 기능이 좋아지고, 얼굴의 주름까지 펴지는 등 생체 나이가 20년 젊어진 놀라운 실험 결과를 보였다고 한다.

이 실험은 고정관념의 습관적인 사고와 행동 패턴에서 벗어나 열린 시각으로 새롭게 자신을 바라보고 생각하면 마음먹기에 따라 얼마든지 신체와 정신을 변화시킬 수 있다는 걸 일깨우게 한 획기적인 회춘 실험이다.

회단수는 4대 단전 강화법 말고도 인체의 팔다리, 골반, 허리·목의 관절과 근력을 향상하고, 심장과 뇌 기능 등의 심혈관계와 신경계를 젊게 하며, 소화기관, 생식기관 등의 회춘 효과를 가져온다. 또한 회단수를 하면 목 주변 환경이 건강해진다. 목 근육, 인대, 힘줄이 튼튼해지면 경동맥의 탄력을 높이는 데 효과적이다. 뇌로 가는 혈류의 대부분이 경동맥을 통과하게 된다. 따라서 회단수를 통해 뇌의 혈류가 원활해져 뇌가 건강해지면 몸 전체가 젊고 건강하게 회춘할 수 있다.

🌱 회단수는 4대 장수 결정인자를 움직인다

백세시대는 '건강한 노후'가 화두다. 노화는 이제 예전과 달리 인간이 통제하고 조절할 수 있는 수준에 와 있다. 그래서 생명과학자들은 노화도 질병처럼 예방과 치료를 할 수 있다고 한다.

이처럼 생명과학계는 노화를 늦추거나 아예 젊음으로 되돌려 회춘하려는 다양한 연구를 지속하고 있다. 즉 4대 장수 결정인자로 알려진 ①**'후성유전체'**로 유전자 정보를 바꾸는 방법 ②**'텔로미어'**를 젊게 하여 생체 시계를 되돌리는 방법 ③세포 내 **'미토콘드리아'**의 ATP 생성을 높이는 방법 ④젊고 건강한 모습을 상상하는 **'생각'** 사용법 등에 관한 연구에 성과를 내고 있다.

장수 결정인자들은 무엇보다 빛에너지와 의식에 민감한 반응을 일으킨다고 한다. 자신의 젊고 건강한 모습을 밝은 빛으로 떠올려서 생각하면 젊음을 되돌리는 쪽으로 장수 결정인자가 작동하게 된다는 것이다. 그것은 우리 몸이 빛 알갱이의 집합체이므로 빛이 밝아진 몸은 곧 세포가 젊어진 것을 의미한다.

회단수를 통해 아깃적 모습을 떠올리며 단전을 밝게 하면 몸 전체가 밝아지면서 4대 장수 결정인자를 작동시켜 회춘을 위한 비밀의 문을 열게 된다.

회단수 수련의 다양한 효과들

① 유전자 정보를 바꿔서 노화를 조절하는 후성유전체가 우리의 의지에 따라 유전자를 작동시키거나 멈추게 할 수 있도록 한다. 우리 몸의 유전자는 모두 발현되는 것이 아니라 어떤 유전자는 드러나지만, 어떤 것들은 잠재되어 있거나 평생 발현되지 않는다고 한다. 그것을 결정하는 것이 바로 '후성유전체'인 것이다. 그래서 유전자가 총이라면 후성유전체는 방아쇠가 된다. 즉 후성유전체의 방아쇠를 당기지 않으면 유전자의 총은 작동하지 않는다는 것이다. 따라서 나쁜 유전자가 작동되지 않도록 단전의 빛을 밝게 하여 몸 전체가 빛으로 밝아지도록 하는 것이 관건이다.

② 노화의 잣대라 부르는 텔로미어는 반딧불이의 빛처럼 염색체 끝에서 덮개 모양으로 염색체 내의 유전자를 보호하고 있다. 하지만 텔로미어는 세포의 분열이 거듭될수록 점차 줄어들어

노화를 촉진하는 결정적 요인이 된다. 텔로미어도 양자 차원에서는 빛이며, 우리의 생각에도 민감하게 반응한다. 따라서 인체에 18,000조 개의 텔로미어를 수시로 밝은 빛으로 상상하거나 단전의 빛을 밝게 하면 텔로미어도 밝고 젊어지며, 그에 따라 텔로미어의 줄어드는 속도를 늦추고 신체 전반적인 노화의 속도도 늦출 수 있다.

③ 우리 몸의 에너지 생산공장이라 할 수 있는 미토콘드리아는 세포에 필요한 에너지, 즉 운동에너지(ATP)를 생산하는 중요한 역할을 한다. 미토콘드리아의 에너지 생산 과정은 '전자 전달계'를 통해 ATP를 생성한다. 이러한 전자 전달계가 효율적으로 작동해야 ATP 생성이 증가한다. 이때 전자 전달계의 효율성을 높일 수 있는 것이 빛에너지다. 100조 개의 세포 속 미토콘드리아를 빛으로 밝아진다고 생각하면 ATP 생성을 증가시켜 젊고 활기찬 몸으로 회춘할 수 있다.

④ 젊고 건강한 모습을 떠올려서 그것을 현실로 만드는 마법 같은 생각의 힘은 누구나 사용할 수 있는 회춘의 비밀병기 중 가장 강력하다. 뇌는 진짜 웃음과 가짜 웃음을 구분하지 않듯이 상상과 실제를 구별하지 않는다. 따라서 젊고 건강한 모습을 밝은 빛으로 떠올려서 그렇게 생각하면 뇌는 젊고 건강한 모습으로 회춘시키는 역할을 반드시 실행한다.

하루 10분 회단수로 10년 젊게 산다

　아무리 몸에 좋은 운동이나 수련도 지속성이 없으면 별 소용이 없다. 아침에 침대에서 회단수를 매일 10분 정도 꾸준히 지속하면 10년은 젊게 살 수 있다. 도전해 볼 만한 가치가 있지 않은가! 여기에 운동 과학의 법칙을 따르면 불확실성이 사라지고 결과에 대한 확신이 강해져 지속 수련이 가능해진다.

　뇌 과학의 반복성 법칙 중 작심 3일, 3주, 3개월의 법칙을 활용하면 수련을 습관화시켜 회단수를 지속해서 수련하는 데 도움을 준다. 수련이 몸에 배어 습관적인 수련이 되지 않으면 계속하기 힘들다. 건강해지려는 새로운 각오로 막상 운동을 시작해 보지만 작심삼일에 그치는 경우가 흔하다. 그것은 우리 몸에 그동안 해보지 않았던 생소한 운동이나 수련 등 행동 변화가 생기면 스트레스 호르몬이 분비되어 운동과 수련 등에 대한 거부반응을 일으키기 때문이다.

　그러나 먼저 3일만 잘 버티면 스트레스를 극복하고 1주일을 넘길 수 있는 동력이 생긴다. 그리고 1주일을 3번 반복하여 3주 후엔 스트레스 호르몬이 더는 분비되지 않게 되므로 일상적인 수련으로 습관화된다. 이것을 '습관의 21

일 법칙'이라 한다. 그리고 지속해서 3개월을 더 버티면 완전히 새로운 습관으로 무의식에 입력되어 관성의 습관을 만들어 수련을 멈출 수 없게 된다고 뇌과학자들은 말한다.

새로운 습관을 만들고 나쁜 습관을 고치는 데도 역시 3주 정도면 충분하다. 다만 뇌는 정직하게 잘 받아들이려고 하는데 나 자신이 의심과 같은 부정심으로 실행을 방해하게 된다.

무엇을 하든 '시작이 반'이란 말이 있다. 일단 회단수를 시작하고 나머지 반은 작심삼일의 반복성으로 채운다. 회단수를 100일 정도 수련하게 되면 지금껏 경험하지 못한 새로운 세상과 마주하게 되며, 그에 따른 보상이 따르게 된다.

회단수 8식 수련법

회단수는 ❶~❽식으로 된 아기들 몸짓의 여덟 가지 동작으로 이뤄져 있으며, 회춘을 위한 핵심 수련법으로 누구나 쉽게 따라할 수 있다.

회단수의 핵심은 아깃적 모습을 상상하며, 그 동작을 따라하는 데 있다. 앞장에서 소개한 심리학자 엘렌 랭거는 집단 실험에서 젊은 시절로 돌아가 그때를 상상하며, 그때의 습관대로 생활하면 실제로 젊고 건강해진다는 것을 입증하였다. 회단수도 마찬가지로 수련자가 아깃적 때의 모습을 상상하며 수련한다.

- 아기들이 태어나서 줄곧 누워서 생활하듯 회단수도 아침 잠자리의 침대나 매트 위에서 시작한다.
- 아침에 눈을 뜨면서 엄마 뱃속 같은 우주의 중심에서 별들의 축복을 받으며 매일 다시 태어난다고 생각한다.

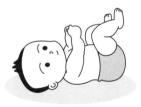 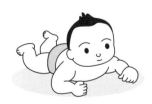

- 회단수는 등과 배를 바닥에 대고 수련하는 와식법이다. 잠자는 동안 경직된 관절을 풀고, 기혈순환을 원활히 하고, 단전에 빛을 밝히는 수련이다.

- 회단수 8식은 단전을 젊게 하는 수련이며, 그중 ❹식은 4대 단전의 집중 수련으로, 누워서 고개를 들며 우주를 향해 인사하듯이 한다.

- 회단수는 4대 단전의 빛을 밝게 하여 단전의 속성인 정, 기, 혈, 신을 각성시켜 몸 전체의 생명력을 높여서 회춘하는 수련이다.

- 지금까지의 단전 수련은 하단전 수련에만 치중하였다. 회단수는 4대 단전을 자동차의 4기통 엔진과 같이 연동해서 수련하며, 단전 간의 시너지 효과를 높여서 단전을 젊게 한다.

- 3대가 함께할 수 있으며, 특히 출산 후 산모 다이어트와 기력 보강에 효과적이다.

- 아기들이 백일이 지나면서 뒤집기를 시도하고 통잠을 자는 등 백일의 기적을 보여주듯이 회단수를 시작하고 백일이 지나면 기적 같은 회단수의 회춘 효과를 경험하게 된다.

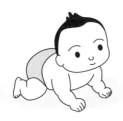 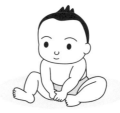

①
누워서 손발 흔들기

아기들이 누워서 자주 하는 행동이다. 이 동작을 따라하면 뱃심을 키워 하단전을 강화하고. 정맥혈을 심장으로 돌리는 데 효과적이다. 어깨, 팔꿈치, 손목, 고관절, 무릎, 발목을 이완하여 관절의 유연성을 높인다.

① 등을 대고 누워 팔다리를 위로 뻗어서 전신을 이완한다.
② 위로 뻗어 올린 팔다리를 부드럽게 흔들며 진동시킨다.(배꼽에 의식을 집중하며 1분 동안 반복한다.)

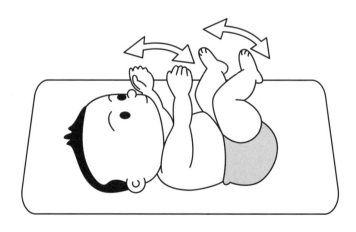

❷
누워서 다리 벌리기

아기들이 누워서 발을 잡고 이리저리 움직이는 행동으로, 이 동작을 따라하면 골반을 강화하여 골반강 내 생식기관을 비롯해 성단전을 강화하는 데 효과적이다. 고관절, 무릎 주변 근육을 강화하여 고관절과 무릎을 사용하는 걷기와 달리기 능력을 높인다.

① 등을 대고 누워서 다리를 위로 올려 손으로 발바닥을 잡는다.
② 다리를 옆으로 벌리고, 모으기를 반복한다. (배꼽에 의식을 집중하며 12회 반복한다.)

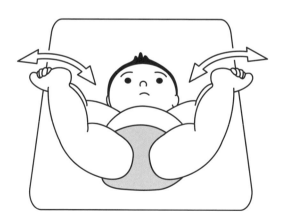

❸
누워서 골반 들기

아기들이 엉덩이를 들어 올리는 행동이다. 이 동작을 따라 하면 골반기저근을 강화하고, 내장기관을 제자리로 돌려 놓는 데 효과적이며, 뱃심을 강화한다. 그리고 인체 중심부의 핵심 근육인 코어근육을 강화하여 바른 자세를 유지하는 데 도움이 된다.

① 등을 대고 누워서 양팔은 바닥을 짚고, 무릎을 세워서 발을 골반너비로 벌려준다.
② 골반을 위로 최대한 들어 올려 멈추고, 날숨으로 천천히 여덟 번을 세고 골반을 아래로 내린다.(배꼽에 의식을 집중하며 3회 반복한다.)

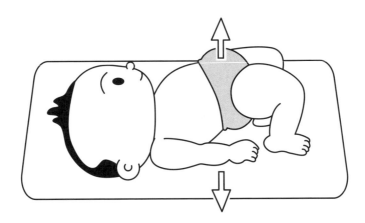

④
누워서 머리 들기(4단계)

아기들이 머리를 들어 올리는 행동이다. 4단계로 된 이 동작은 정, 기, 혈, 신을 각성시키는 4대 단전 수련이다. 부수적 효과로는 목빗근과 경동맥 강화로 인해 뇌로 가는 혈류가 원활해져 뇌를 젊고 건강하게 한다. 척주기립근과 복부 근육이 강화된다.

① ④-1 성단전, ④-2 하단전, ④-3 중단전, ④-4 상단전의 4대 단전을 차례로 수련하며, 각 단전의 빛을 밝게 한다.(행공 간 휴식은 30초.)

② 머리는 바닥에서 20cm 정도 들어 각 단전에 의식을 집중해서 머리 들기를 반복한다.(108회를 목표로 해서 점차 늘려나간다.)

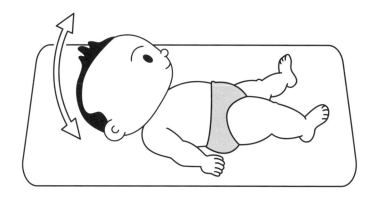

❹-1 성단전 수련

① 성단전의 생식기관이 있는 중심에 탁구공 크기의 파란빛 '단심불'을 상상하며 "단심불~"을 세 번 호명한다.

② 머리는 바닥에서 20cm 정도 들어 '단심불'에 의식을 집중해서 머리 들기를 반복한다.(108회를 목표로 해서 점차 횟수를 늘려 나간다.)

③ 머리 들기를 할 때마다 '단심불'이 굴렁쇠 도는 방향으로 회전하며, 한 번 회전할 때마다 '단심불'의 파란빛이 점점 밝아진다고 의념하며 무의식에 각인시킨다.

❹-2 하단전 수련

① 하단전에 야구공 크기의 파란빛 '원심불'을 상상하며 "원심불~"을 세 번 호명한다.

② 머리는 바닥에서 20cm 정도 들어, 파란빛의 '원심불'에 의식을 집중해서 머리 들기를 반복한다.(108회를 목표로 해서 점차 횟수를 늘려나간다.)

③ 머리 들기를 할 때마다 '원심불'이 굴렁쇠 도는 방향으로 회전하며, 한 번 회전할 때마다 '원심불'의 파란빛이 점점 밝아진다고 반복 의념하며 무의식에 각인시킨다.

❹-3 중단전 수련

① 중단전에 파란빛의 '심장'을 생각하며 "심장~"을 세 번 호명한다.

② 머리는 바닥에서 20cm 정도 들어 '심장'에 의식을 집중해서 머리 들기를 반복한다.(108회를 목표로 해서 점차 횟수를 늘려 나간다.)

③ 머리를 한 번 들 때마다 '심장'의 파란빛이 점점 밝아진다고 반복 의념하며 무의식에 각인시킨다.

❹-4 상단전 수련

① 상단전에 파란빛의 '간뇌'를 상상하며 "간뇌~"를 세 번 호명한다.

② 머리는 바닥에서 20cm 정도 들어 파란빛의 '간뇌'에 의식을 집중해서 머리 들기를 반복한다.(108회를 목표로 해서 점차 횟수를 늘려나간다.)

③ 머리를 한 번 들 때마다 '간뇌'의 파란빛이 점점 밝아진다고 반복 의념하며 무의식에 각인시킨다.

⑤
누워서 팔다리 들기

아기들이 뒤집기를 한 후 가장 많이 하는 동작이다. 배로 누워서 배꼽 부위에 힘을 주고 손발을 버둥거리는 행동이다. 이 동작을 따라하면 하단전과 성단전이 강화되면서 뱃심 키우기에 효과적이다. 또한 횡격막, 늑간근, 복근이 강화되어 호흡을 수월하게 한다.

① 배로 누워 팔다리를 위로 들어 올려서 마치 스카이다이버와 같은 자세를 취한다.

② 팔다리를 들어 올려 멈춘 상태에서 천천히 날숨으로 8번을 세고, 팔다리를 내려놓는다. 이때 들숨은 체중을 지탱하듯이 한다.(배꼽에 의식을 집중하며 3회 반복한다.)

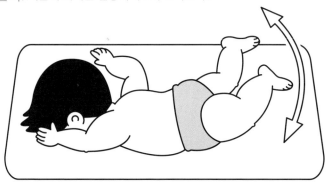

❻
누워서 상체들기

아기들이 자리에 앉기 위한 사전 동작으로 팔과 허리의 힘을 기르는 행동이다. 이 동작을 따라하면 골반기저근과 횡격막 강화에 효과적이다. 또한 골반강과 복강 내의 내장기관들을 지탱하는 힘을 기르고, 하단전과 성단전을 강화한다.

① 배로 누워 바닥에 손을 짚고 상체를 천천히 들어 올려서 치골 부위가 바닥에 닿도록 한다.

② 상체를 들어 올려 멈춘 상태에서 천천히 날숨으로 4번을 세고 상체를 천천히 내린다.(배꼽에 의식을 집중하며 3회 반복한다.)

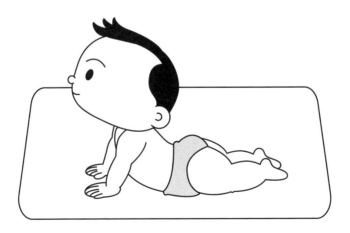

7

엎드려서 허리 올리기

아기들이 두 손과 무릎으로 기는 자세로서 이 동작을 따라 하면 척주기립근과 복근, 횡격막을 강화하고, 뱃심을 키워 하단전의 힘을 키우는 데 효과적이다.

① 손과 무릎으로 바닥을 짚고 엎드린 자세를 한다.
② 날숨으로 "하나~"하며 천천히 허리를 최대한 위로 들어 올리며 고개를 아래로 숙인다.
③ 들숨에 허리를 천천히 아래로 내리며 고개를 든다.(배꼽에 의식을 집중하며 16회 반복한다.)

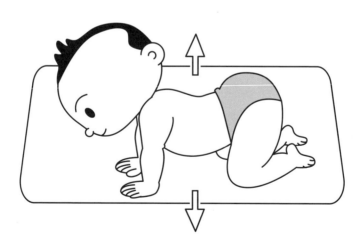

⑧
앉아서 날숨으로 배꼽 밀기

아기들이 자리에 앉아서 배를 앞뒤로 움직이며 앞으로 나아가려고 하는 행동으로 이 동작을 따라하면 복뇌가 활성화되고, 횡격막 강화와 하단전의 힘을 기를 수 있다.

① 삼각좌 자세로 앉아서 날숨으로 '하나, 둘, 셋…'하면서 배꼽을 등 쪽으로 빠르게 밀어내는 동작을 반복한다.
② 들숨은 배꼽이 앞으로 나오면서 알아서 하도록 간섭하지 않는다.(배꼽에 의식을 집중하며 빠르게 32회 반복한다.)

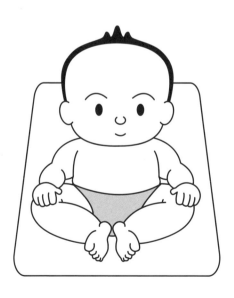

PART
05

호흡이란
무엇인가?

- 호흡의 비밀
- 숨뇌와 호흡근
- 호흡 사용법

호흡의 비밀

호흡은 몸과 마음 모두와 깊은 연관성을 갖는다. 호흡은 단순히 산소와 이산화탄소를 교환하는 생리적 과정이 전부가 아니라 감정을 조절하고 마음을 진정시키는 등 많은 작업이 포함된다. 호흡은 보통 자동적이지만 의식적으로 조절할 수도 있다.

이러한 호흡의 이중적 특성은 단순히 호흡 방식을 바꾸는 것만으로도 산도(pH)를 조절하거나 스트레스와 불안을 줄이는 등 생리적, 정신적 반응에 영향을 줄 수 있다.

🌱 호흡의 첫 관문 코 사용법

전통 의학에서는 코를 잘 통하게 해야 코로 들고나는 기운이 폐를 거쳐 단₠으로 들어가게 된다고 말한다. 이처럼 코는 단순히 냄새를 맡고, 산소를 흡입하는 기능 외에 외부의 기운을 받아들이는 인체의 첫 관문이기도 하다. 그래서 배꼽이 몸 중심에 있듯이 코도 얼굴의 중심에 있으며, 앞쪽으로 두드러져 나와 있다.

코와 폐는 서로 상생 관계에 있다. 코는 폐로 들어가는 차갑고 뜨겁고 건조하고 습한 공기를 폐의 환경에 맞도록 공기 온도를 조절하는 역할을 한다. 즉, 코는 외부의 찬 기운을 적당하게 데워주고, 더운 기운은 식혀주고, 건조한 기운은 적셔주고, 습한 기운을 말려주는 등 폐로 들어가는 공기의 상태를 알맞게 조절해 준다. 이처럼 코는 숨쉬기의 첫 관문으로서 폐의 활동을 돕는다.

코는 눈에 보이는 것이 전부가 아니다. 입천장 전체가 코의 밑바닥일 정도로 두개골에서 차지하는 코의 비중은 입의 크기와 비슷하다고 한다. 밖으로 드러난 코는 빙산의 일각인 셈이다. 코를 위해 두개골 공간이 이처럼 크게 할애된 것은 코의 역할이 그만큼 중요하다는 의미다.

인간의 코는 호흡을 위한 전용 통로이고, 입은 먹고 마시기 위한 기관이다. 그래서 사람은 원래 코를 통해 숨을 쉬도록 타고났으며, 오랜 세월 호흡의 통로 역할을 해 왔다. 그러나 마음이 크게 동요를 일으키거나 격렬한 몸 움직임이 있을 때는 한꺼번에 많은 양의 공기를 흡입하기 위해 입으로 숨을 쉬기도 한다.

또한 가공식품이나 산성식품 위주의 식습관은 더 많은 산소가 필요하므로 입을 벌려서 입으로 과호흡을 하게 된다. 현미, 된장, 김치, 과일, 채소, 견과류, 해조류 등의 알칼리식품은 호흡 친화적인 식품이기 때문에 자연스럽게 코로 숨을 쉬게 된다. 이렇게 식습관과 호흡은 서로 밀접한 연관성이 있다.

코로 들숨을 쉴 때는 산소뿐만 아니라 바이러스나 미세먼지 등 이물질도 함께 몸으로 들어오기 때문에 코로 숨을 쉬면 공기가 콧속의 코털, 점막, 점액을 통과하면서 공기 속의 미세먼지 등 오염물질을 코털에서 일차적으로 걸러주게 된다. 그리고 점막과 점액에서 정화작용과 살균작용을 통해 미세먼지나 바이러스 등을 이차적으로 걸러주게 되는 순기능을 한다.

입으로 쉬는 숨은 가슴을 사용하게 되고, 반면에 코로 숨을 쉬는 비강 호흡은 복부를 움직이게 한다. 비강 호흡은 횡격막과 복부 근육을 움직여 복강 내 많은 양의 혈액을 정맥으로 유입시켜 심장으로 되돌려 보내는 데 효과적이다.

코로 숨을 쉬게 되면 입안에 침이 잘 고이게 된다. 침 속에는 소화 효소, 살균 효소, 노화 방지 성분 등이 함유되어 있어서 침을 자주 삼키면 소화력을 높이고, 바이러스나 세균을 사멸시키게 되고, 관절이 유연해지는 등 노화 방지에 효과적이다.

입으로 숨을 쉬는 구강 호흡은 유해 물질이 콧속의 정화 기관을 거치지 않고 폐 속으로 바로 들어가기 때문에 천식, 폐렴은 물론 면역력 저하로 인해 감기에 쉽게 걸리고 심지어 인슐린 분비를 억제하여 당뇨병을 악화시키는 원인이 되기도 한다. 또한 호흡의 세기가 강해져 산소의 과도한 유입으로 산소와 이산화탄소의 혈액 내 균형이 깨지게 되면서 세포의 산소 유입을 어렵게 한다.

호흡의 날숨은 코와 입으로 내쉬어도 호흡에 큰 무리가 따르지 않는다. 말을 하고 소리를 지르고, 웃음과 노래를 부르는 것 등은 모두 소리 호흡으로서 입으로 숨을 내쉬면서 하는 날숨 작용이다. 운동할 때 자신의 동작에 '하나' '둘' 하며 구령을 붙이는 숫자 호흡도 입으로 하는 날숨 작용이다.

이처럼 소리 호흡이나 동작 호흡, 숫자 호흡에서 입으로 날숨을 내쉬며 하는 것은 별문제가 없지만, 소리와 몸동작이 연결되지 않은 정적靜的인 호흡은 코로 마시고 코로 내쉬는 게 바른 호흡이다.

🌱 코는 일산화질소의 저장고

코로 숨을 쉬면 호흡이 젊어지고, 온몸의 혈관도 탱탱하게 젊어진다. 그 이유는 코가 혈관 내벽과 함께 일산화질소(NO)의 저장고 역할을 하기 때문이다. 코로 숨을 쉬면 충분한 양의 일산화질소가 혈관에 유입되어 관상동맥을 비롯한 전신의 동맥혈관에 혈액순환이 원활해진다. 그것은 일산화질소가 혈관 벽을 확장하고 탄력성을 높여서 혈액의 흐름을 순조롭게 하기 때문이다.

경이로운 분자로 알려진 일산화질소는 전신의 혈관은 물론 콧속에서도 생성되므로 천천히 코로 숨을 쉬는 비강호흡을 하면 콧속의 기도에서는 다량의 일산화질소가 방출된다.

일산화질소는 혈관을 이완하고 확장하는 물질로서 인체에서 가장 중요한 신호 분자 중 하나다. 혈관 확장, 혈관 탄력, 신경전달, 발기 기능 등 다양한 생리적, 병리적 과정에 관여한다. 따라서 일산화질소의 생성 부족은 고혈압, 심부전증, 발기부전 등의 질환을 일으킬 수 있다.

혈관 내 일산화질소의 양이 적으면 혈관은 수축하게 되므로 심장은 전신에 혈액을 보내기 위해 압력을 높여야 한다. 따라서 혈압을 지속해서 상승시켜 동맥혈관의 손상을 초래하고, 그 결과 콜레스테롤 등이 혈관에 쌓여서 혈관 경화현상이 일어나게 된다. 특히 '관상동맥경화증'이라는 심장질환에 주목할 필요가 있다.

관상동맥은 심장을 둘러싸고 있는 심장만의 전용 동맥으로서 심장 근육에 혈액과 산소를 공급해 심장이 끊임없이 펌프질할 수 있도록 하는 심장의 생명줄과 같은 역할을 한다.

일산화질소가 부족하면 관상동맥 혈관이 좁아져 '관상동맥경화증'으로 협심증, 심근경색, 심장마비, 고혈압 등을 일으키는 직접적인 원인이 되기도 한다.

코로 하는 비강 호흡으로 길고 느리게 숨을 쉬면 콧속의 혈관과 기도를 효과적으로 자극할 수 있어서 일산화질소의 방출량이 늘어나 혈관을 이완하고 확장하는 데 도움을 준다. 하지만 강압제 약물 등의 인위적인 혈관 확장은 장기적으로 혈관의 탄력성을 떨어뜨리고 혈관이 얇아지는 부작용이 생길 수 있다.

일산화질소의 방출에 따라 자연발생적으로 확장된 혈관은 탄력적이며 젊은 동맥으로 온몸의 혈액순환을 원활하게 한다. 특히 심장의 관상동맥 순환 기능이 좋아져 심장을 튼튼하게 한다. 따라서 코로 호흡하지 않고 입으로 호흡하게 되면 일산화질소 부족으로 심장에 무리를 주고 혈압을 상승시키게 되는 것이다. 고혈압은 혈관 벽을 자극하여 혈전을 만들어 관상동맥의 혈관을 막히게 할 수 있다고 한다. 이것이 평상시나 호흡 수련을 할 때 코로 숨을 쉬어야 하는 이유 중 하나가 된다.

복식호흡은 좋은 호흡? 흉식호흡은 나쁜 호흡?

호흡은 매우 심리적이기 때문에 스트레스나 불안감이 있을 때 호흡은 불규칙해지고 얕은 호흡이 된다. 반면에 깊고 규칙적인 호흡은 정신적인 안정과 집중력을 높여서 스트레스를 줄이고 편안함을 느끼게 한다.

호흡은 자신의 내면 상태를 반영하는 거울의 역할도 한다. 얕고 빠른 호흡은 동요나 불안을 나타낼 수 있지만, 느리고 깊은 호흡은 이완과 침착함을 보인다.

그리고 자신의 호흡을 관찰함으로써 자신의 감정적인 상태와 정신적인 상태에 대한 통찰력을 기를 수 있다. 또한 호흡에 주의를 기울이면 내면의 평화와 평온함을 기를 수 있으며, 호흡의 미묘한 리듬에 맞춰 자신의 내면을 더 깊게 인식할 수 있다.

인체는 내면 상태가 안정되지 않고 들떠있으면 얕은 호흡이 습관화되면서 가슴을 사용하는 흉식호흡을 하게 된다. 반면에 평화로운 내면 상태는 깊은 호흡을 유도하여 횡격막의 범위를 넓게 사용하므로 복식호흡이 몸에 배게 된다.

이처럼 몸과 마음이 안정된 상태에서는 자연스럽게 복식호흡을 하게 되지만, 잘못된 자세나 정신적으로 불안정하면 호흡에 관여하는 근육들이 긴장하게 되면서 가슴으로 하는 흉식호흡을 하게 된다. 그래서 흉식호흡은 어깨가 올라가고 거칠고 얕은 호흡이 되는 것이다.

우리 몸의 4대 체강 중 복강과 흉강은 호흡에 관여하게 된다. 복강이 주체가 되는 호흡을 복식호흡이라 하고, 흉강이 주체가 되는 호흡을 흉식호흡이라 한다. 따라서 복식호흡과 흉식호흡은 구조적으로나 생리적으로 서로 다른 호흡 패턴을 보인다.

복식호흡은 주로 폐의 기저부에 위치한 돔 모양의 근육인 횡격막을 사용한다. 횡격막이 수축하면서 아래로 이동하게 되는데, 이로 인해 흉강의 공간이 확장되고 폐가 공기로 채워지게 된다. 이때 복부가 팽창하고, 횡격막이 이완되어 폐에서 공기가 나갈 때는 복부가 수축하는 것이 특징이다. 복식호흡은 이완과 스트레스 감소와 관련이 있다. 그것은 혈압을 낮추고, 스트레스 호르몬을 줄이는 데 도움이 된다.

흉식호흡은 갈비뼈 사이의 늑간근과 흉벽의 근육을 사용하여 공기를 흡입할 때 갈비뼈를 확장하게 된다. 그래서 복부는 최소한의 움직임만 동반된다. 흉식호흡은 신체에서 필요한 산소 요구량을 빠르게 충족시키기 위해 얕은 호흡이 요구된다. 이것은 활발한 신체 운동이나 스트레스가 증가할 때 일어난다.

흉식호흡은 어깨와 늑골로 가슴을 들어 올리는 호흡이라 하여 흔히 가슴호흡이라 부르기도 한다. 가슴호흡은 폐에서 교환되는 공기의 양이 적어서 빠르고 얕은 호흡이 된다. 흔히 임신 경험이 있는 여성들이 가슴호흡을 많이 하게 되는데, 임신 중에 복식호흡을 하게 되면 복압이 높아져 뱃속 태아한테 좋지 않은 영향을 주게 되므로 임신 중일 때는 무의식적으로 가슴호흡을 하게 된다. 그것이 습관이 되어 출산 후에도 무의식적으로 가슴호흡을 하게 되는 것이다.

복식호흡과 흉식호흡은 서로 다른 상황에서 유익할 수도 있다. 이완, 스트레스 감소 및 산소를 효율적으로 흡입하기 위해서는 복식호흡이 권장된다. 하지만 격렬한 운동과 같이 빠른 호흡이 필요할 때는 흉식호흡이 더 적합할 수 있다. 그래서 가슴호흡이라 해서 무조건 다 나쁜 것은 아니며, 운동을 어떻게 하느냐에 따라 호흡 방식이 다른 두 호흡을 적절하게 번갈아 사용할 수 있다.

🌱 자연 호흡만으로도 산소는 충분하다

호흡은 기본적으로 산소와 이산화탄소의 교환 작업이다. 이것은 세포가 에너지를 생산하는 데 있어서 세포 호흡에 필요한 과정이다. 이러한 호흡의 메커니즘은 뇌의 호흡 중추에 의해 조절되는데, 호흡 중추는 혈액 내 산소, 이산화탄소, 산도(pH)의 적정 수준을 화학 수용체로부터 신호를 받는다.

이 신호들은 호흡 중추에서 호흡의 속도와 깊이를 조절할 수 있도록 알려준다. 그래서 호흡은 신체 활동, 감정 상태 등 다양한 요인에 의해 영향을 받을 수 있다. 예컨대 운동 중에는 인체의 산소 요구량이 증가하여 근육에 필요한 산소를 공급하기 위해 더 빠르고 깊은 호흡을 하도록 한다. 불안이나 스트레스와 같은 감정 상태는 빠르고 얕은 호흡을 하도록 한다.

이처럼 호흡은 인체의 전반적인 건강과 최적의 생리적

기능을 유지하고 조절하는 데 필수적이며 생명 활동에 결정적인 역할을 한다. 하지만 대부분의 호흡 수련자들은 호흡이 인체에 미치는 생리적, 심리적 문제 등에 대한 과학적 원리를 간과하고, 인위적으로 숨을 깊게 쉬는 억지 호흡을 오랫동안 해도 문제가 없는 것으로 생각한다.

그러나 인위적인 억지 호흡으로 축기를 한다든지, 산소 흡입량을 높일 목적으로 과도한 심호흡을 하게 되면 오히려 심각한 호흡 부작용에 시달릴 수 있다.

산소와 이산화탄소의 교환율을 높이기 위해 지속하는 억지스러운 심호흡은 오히려 산소 흡입에 장애를 일으켜 혈액 내의 산소 함유량을 떨어뜨리는 역효과를 가져올 수도 있다.

모든 동물의 호흡작용은 순전히 본능적인데, 인간만은 유일하게 인위적인 호흡도 포함한다. 인위적인 억지 호흡은 여러 가지 이유로 생명 활동을 왜곡시켜 자칫 건강을 해칠 수 있다.

건강한 숨쉬기는 인위적이지 않은 무위자연 호흡이어야 한다. 자연 호흡은 내 몸의 필요에 따라 자동으로 산소와 이산화탄소의 교환율을 적정 상태로 유지하기 때문이다.

자연 호흡만으로도 혈액 내 산소분포도를 95~99% 정도 거의 포화 상태로 유지할 수 있어서 억지 호흡으로 산소를 필요 이상 마시지 않아도 된다. 건강한 사람의 혈액 속에 있는 95~99% 정도의 산소분포도면 어떠한 심한 운동에도 충당하고 남을 산소량이므로 굳이 심호흡을 지속해서 산소를 억지로 100% 채울 필요가 없다는 것이다.

계속된 심호흡으로 혈액에 산소를 100% 꽉 채우게 되면 오히려 혈관이 수축하여 뇌를 비롯한 세포조직으로 향하는 혈류량이 감소하는 역효과가 나타날 수 있다고 한다.

호흡은 산소를 혈액 내에 얼마나 채우고 유지하느냐보다 산소를 어떻게 사용하느냐가 더 중요하다고 한다. 그런데 뜻밖에도 산소의 사용 권한은 혈액 내의 이산화탄소에 있다는 것이다. 즉 이산화탄소 없이는 산소를 세포로 유입시킬 수 없다는 것이다.

혈액 내 이산화탄소의 양이 적절하게 유지되어야 산소를 세포로 무난히 보낼 수 있게 된다고 한다. 이것은 인슐린이 혈액 내 포도당을 세포로 보내는 이치와 같다.

혈액 내 이산화탄소가 적정량 수준을 밑돌게 되면 산소가 세포조직에 제대로 공급되지 않고 혈액 내에 머물러 있게 되므로 산소는 무용지물이 될 수밖에 없다.

지금까지 우리가 알고 있었던 호흡에 대한 오랜 믿음은 산소는 무조건 깊게 많이 마시면 좋고, 이산화탄소는 몸에서 무조건 내보내야 할 대상으로 생각해 왔다. 그것은 산소를 깊이 마시면 세포 깊숙이 산소가 들어가게 된다는 잘못된 믿음에서 비롯된 것이라 할 수 있다.

호흡을 하게 되는 동기는 역설적으로 산소를 많이 마시는 것보다 적정량의 이산화탄소를 혈액 내에 유지하는 데 있다는 것이다. 이러한 호흡의 법칙을 호흡 과학에서는 '보어 효과Bohr effect'라고 부른다.

보어 효과Bohr effect

'보어 효과'란 호흡이 혈액 내 이산화탄소와 산소의 결합에 영향을 미치는 생화학적 현상을 말한다. 즉, 혈액 내 적혈구에 의해 운반된 산소가 세포조직에 효율적으로 전달되는 호흡에 대한 생리현상 등을 '보어 효과'라 한다.

'보어 효과'는 1904년 덴마크의 생리학자 크리스티안 보어의 연구 결과로 밝혀졌다. 그는 "혈액 내 이산화탄소는 호흡에서 중요한 요소로 작용하며, 호흡으로 적정량의 이산화탄소를 유지하면 적혈구 내의 산소를 세포조직에 효과적으로 방출할 수 있다."고 하였다. 즉, 혈액 내 이산화탄소가 적정량 유지되어야 적혈구의 산소가 세포조직에 효율적으로 유입될 수 있다는 것이다.

그런데 인위적인 과호흡은 혈액 내의 이산화탄소를 과도하게 제거하여 산소 방출량이 줄어들어 세포조직으로 유입되는 산소량이 감소하게 되면서 근육 등 신체 활동이 제대로 이뤄지지 못하게 된다는 것이다.

이산화탄소의 혈액 내 적정량은 우리 자신이 알 수 없다. 그것은 호흡 중추인 숨뇌의 지시에 따라 조절된다. 숨뇌의 지시에 따른 이상적인 건강 호흡은 자연 호흡이다. 무위자연 호흡은 숨뇌의 지시대로 혈액 내 이산화탄소 농도의 항상성 유지를 위해 들숨보다 날숨의 길이를 1.5배 정도 길게 하는 호흡이다. 즉, 들숨이 2초면 날숨은 3초, 들숨이 4초면 날숨은 6초 정도로 하게 되는 것이다.

그러나 대부분 사람은 자연 호흡에서 벗어나 있다. 각종 스트레스로 인해 들숨 위주의 얕은 호흡을 하게 되고, 나이 들수록 호흡근이 약해져 긴 날숨을 어렵게 한다. 그리고 잘못 배운 호흡법으로 숨뇌의 항상성 기능이 왜곡되는 등 자연 호흡에 장애를 일으키는 많은 요인으로 인해 바른 호흡을 어렵게 한다.

자연 호흡을 하면 이런 일이 생긴다

이완 호흡 또는 횡격막 호흡이라 하는 자연 호흡은 횡격막과 그 외 다른 호흡근을 쉽게 확장하고 수축하여 산소를 섭취하고 이산화탄소를 배출한다. 자연 호흡은 여유롭고 서두르지 않는 속도로 이루어진다. 들숨이나 날숨에 강제적이거나 과장됨이 없이 자연스럽게 코로 숨을 쉬는 것이다. 코로 숨 쉬는 것은 자연 호흡의 특징이다. 코로 숨을 쉬면 공기가 폐로 들어가기 전에 공기를 여과하고, 따뜻하게 하고, 가습하는 데 도움을 주며, 호흡기 건강에 효과적이다. 자연 호흡은 산소와 이산화탄소를 교환하는 기본적인 생명 활동뿐 아니라 심신의 전반적인 건강과 안녕, 최적의 생리적 기능을 유지하는 데 중요한 역할을 한다.

이러한 자연 호흡은 신체의 이완 반응을 유발하여 스트레스를 해소하고 신체 기능을 정상적으로 작동시키는 데 도움을 준다. 그 외에도 자연 호흡은 신체적, 정신적, 정서적 건강을 증진하는 데 있어서 다양한 역할을 한다.

자연 호흡의 다양한 효과들

① 자연 호흡은 인체의 산도(pH)를 유지하는 데 도움이 된다. 자연 호흡을 통해 이산화탄소의 양을 조절함으로써 몸은 최적의 생리적 기능을 위해 약알칼리성의 적절한 pH를 유지한다.

② 자연 호흡은 근육, 특히 스트레스나 불안 등으로 긴장되는 목, 어깨, 가슴근육의 이완을 촉진한다. 이것은 근육 긴장의 증상을 완화하고 바른 자세를 유지하는 데 도움이 된다.

③ 자연 호흡은 내장기관, 특히 소화 기관을 마사지하여 음식물의 소화와 흡수를 촉진하여 위장의 불편 증상을 완화하는 데 도움을 준다.

④ 자연 호흡은 정신을 맑게 하고 집중력을 향상하는 데 도움을 줄 수 있다. 이것은 뇌로 가는 산소 흐름을 증가시킴으로써 뇌의 인지 기능을 향상할 수 있다.

⑤ 자연 호흡은 불안, 분노, 슬픔과 같은 감정을 관리하는 데 도움이 된다.

⑥ 취침 전에 안정된 자연 호흡은 심신을 진정시켜 잠들기 쉽고 더 깊고 편안한 수면에 도움이 된다.

⑦ 자연 호흡은 이완을 촉진하고 몸의 천연 진통제인 엔도르핀을 방출함으로써 통증 감소에 도움을 줄 수 있다.

⑧ 자연 호흡은 혈압을 안정시키고 전반적인 심혈관 건강을 지원하는 데 도움을 준다.

⑨ 자연 호흡은 근육으로의 산소 전달을 증가시키고, 운동 능력과 지구력 등을 향상한다.

자연 호흡은 척추와 두개골도 숨쉬게 한다

사람이 살아 숨 쉬고 있다는 것은 호흡이 곧 생명이라는 의미다. 이렇게 사람이 매 순간 숨을 쉬듯이 척추도 횡격막처럼 아래위로 움직이며 숨을 쉬게 된다. 그리고 척추와 이어진 두개골도 척추와 함께 숨을 쉬게 된다. 이때 척추 사이에 있는 추간판(=디스크)과 두개골의 봉합 부위에 에너지가 공급되어 척추와 두개골을 지탱시키는 힘으로 작용하게 된다. 척추의 디스크와 두개골의 봉합 부위가 숨을 쉬어야 건강한 척추와 두개골을 유지할 수 있다. 이것은 골 병리학의 세계적 권위자 존 E. 업레저에 의해 과학적 실험으로 입증되었다. 그는 횡격막 호흡을 따라 척추뿐 아니라 두개골도 다 같이 숨을 쉰다고 말한다.

기공 수련에서도 호흡할 때 척추와 두개골이 숨을 쉬게 되면 척추와 두개골로 흐르는 소주천 통로의 독맥이 활성화되어 소주천 흐름을 포함한 신체 전반적인 에너지 흐름에 도움을 준다고 한다.

우리 몸을 온전하게 지탱하는 척추는 32개의 뼈로 이뤄져 있고, 뇌를 보호하는 두개골 뼈는 얼굴 뼈를 포함하여 23개로 조합을 이루고 있다. 그리고 이들 뼈를 연결하는 부위를 척추는 디스크라 하고, 두개골은 봉합이라 한다.

먼저 디스크가 있는 척추 사이가 오르내리며 숨을 쉬지 않으면 디스크가 받는 하중이 가중되면서 각종 디스크 질환을 앓게 되고 자세가 한쪽으로 기울게 된다. 그리고 두개골의 봉합 부위도 미세하게 움직이면서 숨을 쉬어야 하는데 그렇지 않으면 만성 두통에 시달리고 정신이 혼미해진다.

척추를 숨 쉬게 하는 데는 자연 호흡이 필요하다. 자연 호흡은 척추를 부드럽고 율동적으로 움직이게 하여 척추

호흡의 능력을 높여준다. 호흡할 때마다 횡격막과 연결된 척추뼈가 위아래로 움직인다고 생각하며, 척추 호흡 감각에 의식을 집중한다.

날숨에 횡격막이 올라가며 척추도 따라 올라가면서 척추가 'I'자로 곧아지고, 들숨에 횡격막이 내려가며 척추도 따라 내려가면서 척추는 'S'자가 된다. 들숨보다 날숨을 2:3의 비율로 길게 하는 자연 호흡은 척추를 이완하고 편안하게 숨을 쉬도록 한다.

안정된 척추 호흡은 척추와 연결된 두개골도 함께 숨을 쉬게 하여 두개골의 이완에 도움을 준다. 하지만 마음이 불안하고 몸이 긴장되면 호흡이 불안정해지고 짧아진다. 따라서 주로 목과 어깨만 사용하는 목숨을 쉬게 되면서 정작 횡격막의 사용 빈도는 떨어져 횡격막이 경직되어 숨을 제대로 쉴 수가 없다.

그렇게 되면 횡격막과 붙어 있는 척추의 숨쉬기가 곤란해지고, 척추와 연결된 두개골이 숨 쉬는 데도 장애가 된다. 또한 횡격막이 굳어 있으면 한숨을 자주 쉬게 되고 내장의 움직임과 척추와 두개골 뼈의 움직임도 약해져 소화불량, 허리디스크, 불면증, 두통 등을 일으키게 된다.

숨뇌와 호흡근

인간과 같은 척추동물은 폐로 공기를 마시기 때문에 횡격막을 비롯해 들숨에 필요한 호흡근이 대체로 발달되어 있다. 반면에 날숨 호흡근은 부실한 편이다. 특히 직립보행을 하는 인간은 횡격막이 중력의 영향으로 아래로 내려가는 데 익숙해져 있다.

그러므로 들숨을 마실 때 횡격막을 아래로 쉽게 움직일 수 있어서 습관적으로 들숨 위주의 호흡을 하게 된다. 그래서 날숨은 짧고 얕아지며, 상대적으로 들숨은 길어진다. 이 모두를 숨뇌가 결정한다.

🌱 호흡은 숨뇌가 지시한다

호흡 중추로 알려진 숨뇌는 뇌줄기 하단에 위치하며 호흡을 조절하는 역할을 한다. 즉 혈액의 pH나 산소 수준의 변화와 같은 다양한 요인들에 반응하여 호흡의 속도와 깊이를 조절하는 조정자 역할을 한다.

이처럼 숨뇌는 호흡의 속도와 길이를 조절하기 위해 호흡근에 신호를 보낸다. 혈액 내 산소 농도가 낮거나 이산화탄소 농도가 높을 때는 숨뇌가 호흡근에 신호를 보내 호흡 속도와 깊이를 늘려서 산소를 더 많이 가져오게 하고 과도한 이산화탄소를 제거한다.

인간은 호흡을 무의식적으로 하게 되지만 의식적으로도 할 수 있다. 하지만 본래 호흡은 본능적인 무의식 작용으로서 무위자연 호흡이다. 본능적 호흡은 숨뇌의 신호에 따라 불수의적으로 숨을 쉬는 것이다. 체내에는 적정량의 산소와 이산화탄소가 유지되어야 하는데, 우리 의식은 산소와 이산화탄소의 체내 적정량을 알 수 없다. 의식적으로 호흡을 간섭하게 되면 적정량을 넘어선 과도한 산소와 이산화탄소가 들고나면서 여러 가지 신체적, 정신적인 부작용을 일으켜 생명 활동이 왜곡될 수 있다.

호흡은 숨뇌의 자동조절 기제에 따라 이뤄지기 때문에

우리는 평소에 호흡을 잊고 살아간다. 그래서 순간마다 호흡을 놓치지 않고 누구나 숨을 이어가고 있다. 그것은 호흡 중추인 숨뇌의 지시에 따라 호흡 보조근의 도움으로 횡격막을 움직여 숨을 쉬게 하기 때문이다. 호흡의 주 근육인 횡격막은 스스로 움직일 수 없어서 호흡 보조근의 도움을 받을 수밖에 없다.

숨뇌의 자율 기능에 의해 횡격막을 움직여서 호흡하게 되므로 지속해서 하는 인위적인 억지 호흡은 자칫 숨뇌의 자율 기능을 왜곡시켜 자연 호흡을 혼란스럽게 할 우려가 있다. 이 상태가 거듭되면 부자연스러운 호흡이 고착되어 거친 호흡을 하게 되며 종국에는 역으로 거친 호흡이 숨뇌의 자율적 신호 기능을 망가뜨려 호흡의 부작용에 시달리게 된다.

대표적인 호흡의 부작용은 자율신경실조증이다. 인체는 운동신경 이외는 심신 기능의 대부분이 자율신경의 지배를 받게 되므로 자율신경이 왜곡되면 우울증, 불안증 등의 정신적인 문제와 소화계와 순환계 등의 신체적인 문제, 그리고 상기증과 같은 에너지 균형의 문제를 일으키게 된다.

횡격막을 단련하면 호흡이 젊어진다

숨쉬기에 동원되는 호흡근은 횡격막, 늑간근, 비늘근 등 흉곽 전체를 에워싸는 근육과 복횡근, 기립근, 골반기저근 등이 서로 보완적 관계로 이뤄져 있다. 이처럼 호흡근은 여러 종류로 구성되어 있으며, 각각 특정한 역할을 한다. 그중에서 가장 핵심적인 호흡근은 횡격막이다.

횡격막은 가슴이 있는 흉강과 배가 있는 복강의 경계에 있는 근육과 힘줄로 이뤄진 돔 형태의 가로막이다. 횡격막은 상하 수직 운동으로 폐로 공기를 흡입하여 혈액 속으로

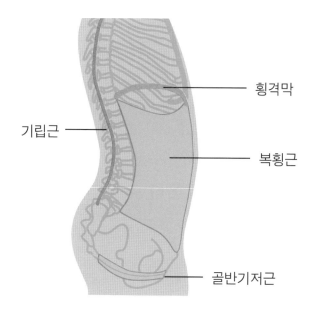

산소를 보내고, 이산화탄소를 바깥으로 내보내는 쌍방향 펌프질 역할을 한다.

복횡근과 **기립근**은 복부를 앞으로 밀고 당기는 수평운동을 하며 횡격막을 움직여 펌프질의 공동 작업으로 숨을 쉬게 한다.

늑간근은 가슴 근육과 연결돼 있는데 흉곽을 효율적으로 자극하여 폐의 호흡 활동을 돕는다. 또한 늑간근은 갈비뼈 사이에 위치하는 근육으로 흉곽을 확장하고 수축시키는 역할을 하며 역시 횡격막의 움직임을 지원한다. 늑간근은 마라톤과 같이 지구력이 필요한 운동에 주로 사용되므로 늑간근의 힘을 키우려면 지근持筋 단련에 좋은 유산소 운동이 효과적이다.

비늘근은 목에 위치하며 들숨에 1, 2번 두 개의 갈비뼈를 상승시키는 역할을 한다. 그리고 흉곽을 더욱 확장하고 더 많은 공기가 폐로 유입되도록 하며 역시 횡격막 작용을 돕는다.

골반기저근은 괄약근을 수축하며, 들숨을 의도적으로 할 때 사용되는 근육으로 이 또한 횡격막 활동을 지원한다. 그래서 골반기저근을 골반 횡격막이라 부르기도 한다. 가슴 횡격막이 안정적으로 호흡을 할 수 있도록 골반기저근이 아래쪽에서 제2의 횡격막 역할을 하며 호흡작용을 돕는다. 골반기저근이 탄력적으로 단련되어 있으면 충분하고 안정적인 호흡을 할 수 있다.

결과적으로 횡격막을 제외한 모든 호흡근은 호흡의 중추인 횡격막의 보조근으로 사용되고 있다. 그것은 횡격막이 사람의 의지와 상관없이 움직이는 불수의근으로 이뤄져 있어서 다른 호흡근의 도움이 필요하기 때문이다.

횡격막도 불수의근으로 일종의 근육이다. 뇌의 상상력을 통해 횡격막 근육을 단련하면 횡격막의 유연성과 탄력성을 키울 수 있다. 유연하고 탄력적인 횡격막은 호흡을 젊게 한다.

일명 '까치발 들기'라 부르는 발꿈치 들기로 호흡을 하며 그에 따라 상상력으로 횡격막을 움직여 횡격막을 단련한다. 날숨으로 발꿈치를 들어 올릴 때 횡격막이 폐 쪽으로 높이 올라간다고 상상하고, 들숨으로 발꿈치를 내릴 때 횡격막도 깊이 내려간다고 상상한다. 이때 발꿈치는 의식하지 않고 횡격막의 상하 움직임만 상상한다. 뇌는 상상하는 대로 현실이 되게 하는 마법을 보여준다.

'까치발 들기'는 심폐 기능에 도움이 되는 종아리 근육도 함께 발달시키게 되므로 호흡의 중추 근육인 횡격막의 유연성과 탄력성을 키워서 호흡을 젊게 하는 데 효과적이다.

심폐 기능 좋게 하는 횡격막 단련법

① 발을 어깨너비만큼 벌리고 서서 가슴을 편다.

② 발꿈치가 횡격막이라 생각하고 호흡을 한다.

③ 날숨에 발꿈치를 올리며 동시에 횡격막도 올라가는 걸 상상한다.

④ 들숨에 발꿈치를 내려놓으며 횡격막도 내려온다고 상상한다.

⑤ 한 번에 30회씩 3세트 반복한다.(횟수를 점차 늘려간다.)

호흡근을 단련하면 건강수명이 늘어난다

근육은 인체의 움직임, 안정성, 호흡, 생리적 조절 등 거의 모든 부분에 필수적이다. 전반적인 삶의 질을 위해서는 운동, 영양, 휴식을 통해 적절한 근육량을 유지하는 것이 중요하다.

나이 들면 근육량이 자연 감소하면서 몸 전체의 근력이 떨어지게 된다. 근육으로 이루어진 호흡근도 자연스레 약화한다. 그것은 노화에 따라 운동에너지를 생성하는 세포 속 미토콘드리아의 기능이 떨어져 호흡을 일으키는 근육이 줄어들기 때문이다. 그래서 노화가 시작되는 20세 무렵부터 다른 기능과 마찬가지로 호흡근도 서서히 약화하기 시작한다. 일례로 계단을 오를 때 예전과 달리 숨이 차오르는 것을 느끼게 되며, 또한 스트레스 대처 능력도 약해지는 것을 알 수 있다. 이처럼 호흡근의 약화를 그대로 방치하면 신체적, 정신적으로 많은 것을 잃게 된다.

호흡근도 다른 근육과 마찬가지로 단련할수록 탄력이 생긴다. 호흡근을 단련하지 않으면 흉곽을 확장하는 힘이 약화되어 숨 가쁨 등의 호흡곤란을 일으킬 수 있고, 복강과 골반강을 감싸고 있는 횡격막, 복횡근, 기립근, 골반기저근 등의 호흡근이 약해지면 호흡곤란뿐 아니라 복강과 골반강 내의 내장기관과 척추의 기혈순환에 문제를 일으킬 수 있다.

건강수명과 기대수명은 10년 정도 차이가 난다고 한다. 그것은 생의 마지막 10년은 각종 질환으로 병마에 시달리며 건강한 삶을 누리지 못하기 때문이다. 따라서 건강한 삶을 위해 호흡근을 젊게 하는 다음과 같은 호흡근 사용 지침을 따르면 건강수명을 10년 이상 늘려서 젊게 살 수 있다.

건강 수명 늘리는 호흡근 사용 지침
① 가슴 펴기를 습관화한다. 가슴이 앞으로 구부정하면 흉곽을 압박하여 호흡근이 제 기능을 발휘하지 못한다.
② 등으로 누워서 고개 들기를 반복하며 호흡에 관여하는 흉쇄

유돌근을 단련한다.(한 번에 30회씩 3세트 반복한다.)

③ 배로 누워서 팔다리를 들고 숨쉬기를 하며 호흡근 전체를 동시에 단련한다. 이때 팔다리를 들고 들숨으로 배를 부풀려 체중을 팽창된 배에 의존하고, 날숨을 쉬며 팔다리를 내려놓는다. (한 번에 3회씩 3세트 반복한다.)

④ 날숨 훈련을 꾸준히 한다. 호흡근이 노화되면 폐 속의 잔기량이 많아진다. 날숨을 길게 내쉬는 훈련을 지속하면 폐 속의 공기가 빠져나가면서 호흡근이 단련된다.

⑤ 소리 호흡을 한다. 소리를 길게 내거나 노래를 부르며 소리 호흡을 한다. 소리 호흡을 길게 내쉬면 자연스럽게 깊고 느린 날숨이 되면서 호흡근이 단련된다.

⑥ 유산소 운동으로 호흡근의 지구력을 강화한다. 걷기, 달리기, 자전거 타기, 수영 등 유산소 운동은 지근으로 이뤄진 호흡근을 단련하는 데 효과적이다.

⑦ 항문 조이기를 통해 호흡에 관여하는 골반기저근을 단련한다.

호흡 사용법

호흡만 잘 사용해도 병원에 가지 않고 건강해질 수 있다. 병은 대부분 마음에서 비롯된다고 한다. 이러한 마음을 다스릴 수 있는 효과적인 방법은 호흡 중 날숨에 있다. 우리는 화가 나거나 걱정거리가 있을 때 무의식적인 긴 날숨으로 한숨을 쉬게 된다. 한숨은 마음을 안정시키기 위한 본능적 자구책이다. 그것은 날숨을 내쉬면 부교감신경이 작동한다는 걸 본능이 알고 있어서다. 부교감신경은 마음을 안정시키고, 몸을 이완하고, 에너지를 저장하는 착한 신경이다.

🌱 호흡은 자율신경계와 연결

인체의 자율신경계는 심장박동, 소화, 호흡 등 신체의 비자발적인 생리 기능을 조절하는 신경계의 핵심적인 한 부분이다. 자율신경계는 의식적인 조절 없이 작동하며, 눈, 위, 간, 대장 등의 모든 신체 기관과 연결되어 생리적 기능을 조절하는 중추적 역할을 한다.

이처럼 자율신경계는 다양한 신체 기능을 조절하여 인체의 항상성 유지를 돕는다.

호흡도 마찬가지로 자율신경계와 연결되어 있다. 들숨과 날숨은 각각 교감신경과 부교감신경으로 연결되어 있어서 들숨을 의식적으로 깊게 지속해서 마시면 교감신경이 항진되어 몸과 마음이 긴장되고 횡격막이 경직되면서 상기 증세 등 호흡 부작용을 일으킬 수 있다.

반면에 숨을 길게 내쉬는 날숨 위주의 호흡은 부교감신경을 자극하여 몸과 마음이 이완되면서 각 신체 기관의 기혈순환을 원활하게 한다.

따라서 날숨 위주의 호흡은 신체 기관의 생리적 기능을 활력적으로 유지할 뿐 아니라 심리적으로도 마음에 안정감을 준다. 간단한 기력 테스트를 통해 날숨이 몸의 에너지를 상승시킨다는 것을 실제로 직접 체험할 수 있다.

일상에서 무의식적으로 하는 날숨 작용은 생각보다 흔하다. 기쁠 때 나오는 웃음, 슬플 때의 울음, 흥겨울 때 부르는 노래, 근심 걱정이 있을 때 나오는 한숨 등은 모두 날숨 작용으로서 부교감신경을 자극해서 몸과 마음을 안정시키고 스트레스 해소에 도움이 된다.

또한 날숨 작용은 자율신경에 의해 기분 상태를 안정시키기도 하지만, 우리 몸에 에너지를 충전한다. 그것은 부교감신경이 에너지를 저장하는 신경이어서 가능한 일이다.

마음을 바꿔서 몸의 상태를 조절할 수도 있지만, 호흡이 몸과 마음을 연결하기 때문에 호흡을 바꿔서 몸을 조절하는 것이 더 효과적일 수 있다. 예컨대 들숨을 빠르게 마시면 심장박동수가 높아지고, 날숨을 천천히 내쉬면 심장박동을 느리게 할 수 있다. 그것은 호흡을 통해 자율신경을 조절하여 심장박동에 변화를 주기 때문이다.

따라서 들숨보다 날숨을 더 길게 함으로써 심장박동을 안정적으로 유지할 수 있으며, 또한 부교감신경을 효과적으로 자극하여 에너지를 저장하고 신체 회복을 촉진할 수 있다. 그리고 날숨을 길게 하면서 심장에 마음을 집중하면 호흡이 평온해져 교감신경을 억제하는 데 도움이 된다.

🌱 날숨은 알파파를 증가시킨다

뇌파는 장수 인자로서 인지 기능 향상, 감정 조절, 스트레스 감소 등의 정신건강과 관련이 있으며, 그에 따른 신체 건강에도 영향을 준다. 뇌파는 뇌가 만들어낸 전기적 파동이다. 수면과 호흡, 정신 활동과 신체적인 면에 많은 영향을 끼친다.

뇌파는 5가지 유형으로 분류되는데, 그중 **델타파**(0.1~4Hz)는 갓난아기 때 나타나는 깊은 수면 상태의 뇌 활동이며, 나이가 들면서 점차 사라진다. **세타파**(4~7Hz)는 상상 및 사색과 관련이 있으며, 수면 중에도 나타난다. **감마파**는 30Hz 이상의 가장 높은 진동수를 가진 뇌파로서 극도로 긴장하거나 복잡한 정신 활동을 수행할 때 활성화하며 간뇌의 시상에서 나온다. **베타파**(14~29Hz)는 의식적인 행동을 할 때 활성화되기 때문에 깨어있는 뇌파라 한다. 특히 우리의 관심을 끄는 **알파파**(7~14Hz)는 호흡의 날숨 때 증가하고, 들숨 때 감소한다. 그리고 알파파는 긴장을 풀고 이완할 때 주로 나타나는 파동으로, 머리 뒤쪽에서 시작하여 다른 곳으로 전달되며, 잠들기 직전이나 깨어나기 직전에 나타난다고 하여 비몽사몽 뇌파라고도 한다. 또한 마음이 편안하면서도 의식이 집중되어 있는 상태에서의 뇌파로도 알려져 있다.

알파파를 효과적으로 자극하는 방법은 천천히 길게 날숨으로 호흡하는 습관을 기르고, 많이 웃고, 노래 부르기를 즐기는 등 심신의 조화와 휴식이 있는 생활 습관에 달려 있다. 긴장을 풀고 몸과 마음이 하나가 되면 알파파가 증가하게 된다. 수면의 질을 높이고, 스트레스 관리와 규칙적인 운동, 영양가 있는 식단 관리는 알파파의 방출량을 꾸준히 높여서 정신적, 신체적으로 안정성을 도모하여 전반적인 건강 유지와 장수에 도움이 된다.

날숨은 알칼리성 체질의 건강한 몸을 만든다

조선 말기 의학자 이제마는 사람의 체질을 네 가지 유형으로 구분하여 섭생과 치료를 달리해야 한다며, 체질을 태양인, 태음인, 소양인, 소음인으로 나누는 사상의학을 제창하였다.

이러한 영향으로 우리나라 사람들은 체질을 많이 따지는 경향이 있다. 그러나 손발이 차고 따뜻한 경우를 따져서 음과 양 체질 정도는 구분 지어도 그 이상 체질을 세분화하면 자칫 각 체질의 경계에 있는 사람들을 난감하게 할 수도 있다.

현대 의학의 관점에서는 체질을 pH(산도) 수치로 구분하여 산성 체질, 중성 체질, 알칼리성 체질로 나누고 있다. 산성과 알칼리성 체질의 정도를 가늠하는 산성도를 pH라 하는데, 건강한 상태에서 혈액의 pH는 약알칼리성이다. 특히 혈액 내에 이산화탄소의 잔류량이 많으면 pH가 산성 쪽으로 기울면서 체질이 산성화된다. 이때 호흡의 날숨을 통해 이산화탄소를 내보내서 적정량의 이산화탄소를 유지하면 pH가 알칼리성으로 넘어오면서 산성 체질을 막을 수 있다.

인체의 정상적인 pH는 7.45 정도의 약알칼리성이다. pH가 정상범위를 벗어나 산성이나 강알칼리성이 되면 신체적으로 이상 증세를 나타낸다. 인체의 본능은 항상성에 의해 정상적인 pH 유지를 위해 쉼 없이 노력한다. 하지만 혈액 내 이산화탄소 농도가 지나치게 높아서 항상성이 감당할 범위를 벗어나면 체질은 산성화된다.

인체가 산성 체질이 되면 암을 비롯한 각종 질병에 노출될 수 있다. 혈액 내 이산화탄소의 농도를 낮추려면 평소에 호흡을 통해 날숨을 길게 하는 습관을 길러야 한다. 이산화탄소 자체가 산성이기 때문에 호흡을 들숨보다 1.5배 정도 날숨을 길게 하면 혈액 내 적정량의 이산화탄소를 유지하는 데 도움이 된다.

갓난아기들의 호흡법인 태식은 날숨을 길게 하는 호흡

이다. 그래서 갓난아기들은 알칼리성 체질로 태어난다. 갓난아기 때는 모든 조직이 부드럽고 피부도 뽀송뽀송하다. 아기들은 알칼리성 체질이기 때문이다. 하지만 나이 들면서 산성 체질로 서서히 바뀌어 간다. 혈액 속 이산화탄소의 농도가 높아지고 육식과 가공식품, 술, 담배, 스트레스 등으로 인해 몸은 산성화된다.

그렇게 되면 몸의 면역력이 떨어지고 각종 성인병에 쉽게 노출된다. 건강한 몸을 유지하기 위해서 날숨 위주의 호흡을 통해 알칼리성으로 체질을 바꾸는 것이 필요하다.

🌱 날숨은 텔로미어를 젊게 하는 장수 호흡법이다

백세시대의 우리는 단순히 오래 사는 것이 능사가 아니라 최대한 젊음을 유지하며 건강하게 장수하길 바란다. 다시 말해 질병 없이 건강하고 젊게 사는 건강수명이 긴 삶을 누구나 원한다는 것이다. 그 소망을 이루게 하는 비밀이 바로 우리 몸속의 노화 시계로 알려진 '텔로미어'에 있다. 텔로미어의 비밀을 밝혀낸 생명과학자들은 텔로미어를 어떻게 관리하느냐에 따라 노화가 결정되며, 이것이 항노화의 핵심이라고 한다.

예전엔 노화라 하면 나이 들어 누구에게나 일어나는 자

연적 현상쯤으로 알고 있었다. 하지만 생활 습관, 식습관 등을 개선하고 스트레스 관리와 호흡을 정상화하여 텔로미어를 효율적으로 잘 관리하면 얼마든지 노화를 늦출 수 있다는 것이다.

생명과학자 블랙번 등의 연구에 따르면 텔로미어는 염색체 끄트머리에 코르크 마개 형태로 존재하며, 세포가 분열하고 복제를 하는 동안 염색체를 보호하는 덮개 역할을 하게 된다고 한다.

그런데 문제는 시간이 지나면서 세포 분열이 계속될수록 텔로미어는 점점 짧아지는 데 있다는 것이다. 이 과정

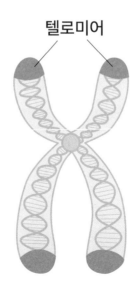

텔로미어

은 세포의 수명을 결정하는 메커니즘으로 작용한다. 이것을 '텔로미어 효과'라고 부른다. 결국 텔로미어가 심각하게 짧아지면 세포는 더는 분열할 수 없어서 노화가 빠르게 진행되고, 각종 질병에 노출된다는 것이다.

텔로미어 효과

사람은 왜 늙고 병드는가? 그 의문의 해답은 내 몸 안 텔로미어에 있다는 걸 밝혀낸 과학자들이 있다. 그들은 생명과학의 최고 권위자인 엘리자베스 블랙번, 캐럴 그리더, 잭 쇼스택 교수들이며, 텔로미어를 발견한 공로로 2009년 노벨 생리의학상을 수상했다. 이들의 연구로 텔로미어의 존재가 세상에 알려지면서 이제 노화는 인간이 결정하고, 통제할 수 있는 영역에 들어오게 되었다는 것이다.

블랙번 등은 『늙지 않는 비밀』의 저서를 통해 인류의 오랜 열망인 불로장생의 열쇠가 특별한 약이나 기법에 있지 않고 음식, 운동, 수면, 생각, 명상 등의 생활 습관에 있다는 것을 말하고 있다. 매일매일 줄어드는 텔로미어의 속도를 늦추는 비밀의 열쇠는 멀리 있는 것이 아니라 가까운 생활 습관에서 찾을 수 있다는 것이다.

몸속 텔로미어는 놀랍게도 우리의 생각에 귀를 기울인다고 한다. 즉, 텔로미어는 우리가 내리는 지시와 생각을 받아들이고 그것을 현실화시키는 능력자라는 것이다.

그렇다면 텔로미어를 반딧불이의 불빛처럼 염색체 끝에 붙어 있는 빛이라고 생각하면 텔로미어는 자신을 빛으로 받아들이게 될 것이며, 뇌의 상상력이 그것이 가능하도록 지원할 것이다. 우리 몸에는 약 18,000조 개의 텔로미어가 있으며, 빛으로 반짝이게 될 것이다. 아마도 그 수는 우주의 모든 별을 합친 숫자와 같을 것이다. 그렇다면 우리 몸은 소우주로서 텔로미어의 별들로 반짝거리게 될 것이다.

내 몸을 뒤덮고 있는 텔로미어의 빛이 날숨에 의해 점점 밝아진다고 상상해보자. 빛이 밝아진다는 것은 텔로미어가 건강하게 유지된다는 것을 의미한다. 이때 날숨은 부교감신경을 자극하여 빛에너지를 증폭시키게 된다. 날숨은 대장간 화덕의 불을 강하게 하는 풀무질의 바람과 같다. 하루에 두세 차례 5분 정도씩 긴 날숨으로 텔로미어의 빛을 밝혀주면 노화의 속도를 늦추고 젊고 건강한 몸으로 회춘하게 된다.

텔로미어를 젊게 하는 호흡법

① 편안하게 자리에 눕거나 의자에 앉는다.

② 혀끝은 입천장 윗니 뿌리에 살짝 붙인다.

③ 미소를 지으며 몸을 이완한다.

④ 날숨을 길게 내쉬며 전신의 18,000조 개의 텔로미어가 빛으로 밝아진다고 의념한다. 이때 들숨은 간섭하지 않는다.
⑤ 긴 날숨 패턴을 반복적으로 유지하며 날숨을 쉴 때마다 몸 전체 텔로미어의 빛이 점점 밝아진다고 상상한다.

웃음과 울음, 노래도 날숨 작용이다

사람은 생후 3개월부터 웃기 시작하여 평생을 50만 번 정도 웃는다고 한다. 아기들은 들숨과 날숨 모두를 이용하여 웃게 되지만, 성인은 날숨으로 웃는다. 아기는 생후 6개월부터 부모의 웃음소리를 따라 배우게 되고, 생후 18개월이 지나면 마침내 성인들처럼 날숨으로 웃게 된다고 한다. 갓난아기는 웃음을 통해 감정 표현과 의사소통도 하게 된다.

웃음은 다른 동물과 구별되는 사람의 특성 중 하나다. 어린아이는 하루 평균 100번쯤 웃게 되고, 성인이 되면 웃음이 줄어들어 하루 10번 남짓 웃는다고 한다. 그리고 크게 한 번 웃을 때 얼굴 근육 15개와 몸 전체의 650개 근육 중 230개가 동시에 움직이는 운동 효과가 있으며, 심장·폐·대장 등의 오장육부까지 움직이게 하는 전신운동 효과를 볼 수 있다고 한다.

사람은 감정의 동물이다. 다양한 감정 중에서 기쁨과 슬

픔으로 표출되는 웃음과 울음의 양극단의 감정이 사람들 감정의 중심이 된다. 하지만 극과 극은 서로 통하듯이 웃음과 울음은 여러 가지 효과를 공유한다.

웃음과 울음은 감정의 극한 상황에서 진정제 역할을 하게 되며, 스트레스 억제 호르몬과 감정을 조절하는 신경전달물질들을 분비한다. 또한 웃음과 울음은 날숨으로 횡격막의 상하운동을 힘차게 일으켜 심폐 기능을 활성화한다. 그리고 한바탕 크게 웃고 울고 나면 속이 후련해지고 기분전환이 된다. 그것은 날숨으로 자율신경계의 부교감신경을 자극하기 때문이다.

노래도 웃음과 울음처럼 날숨 작용이며 부교감신경을 자극하게 된다. 짧게 들숨을 마시며 긴 날숨으로 신나게 노래를 부르고 나면 답답했던 가슴이 뻥 뚫리는 기분이 드는 건 부교감신경의 이완 작용 때문이다.

노래와 웃음, 울음을 통해 몸과 마음의 반응을 조절하는 곳이 생명의 뇌로 알려진 간뇌다. 간뇌는 신경호르몬을 통해 신체의 전반적인 생명 활동을 조절한다. 실제 웃음과 울음, 노래는 진통 효과가 있는 엔도르핀과 기분이 좋아지게 하는 세로토닌 호르몬 분비를 촉진한다. 또한 암이나 세균을 제거하는 NK세포, T세포 등을 증가시켜 면역력을 강하게 해서 염증성 질환이나 암의 예방 효과를 기대할 수 있다고 한다. 그리고 날숨을 길게 함으로써 들숨의 양은 상대적으로 줄어들어 신체의 대사 활동도 감소하게 되고, 활성산소의 체내 잔류량이 줄면서 세포의 손상과 세포의 노화를 억제하게 된다.

따라서 웃음과 울음, 노래는 건강수명을 연장하는 천연 보약인 셈이다. 그래서 남자보다 웃음과 울음, 노래가 더 많은 여자의 평균수명이 7~8년 더 긴 이유가 될 수 있다. 특히 웃음은 언제 어디서든 제약 없이 할 수 있는 장점이 있다.

건강수명을 연장하는 웃음 건강법

① 미소 짓기 전에 행복한 생각을 한다.

② 거울 앞에서 눈으로 웃는 연습을 자주 한다.

③ 깨끗하고 건강한 치아는 더 밝은 미소를 만든다.

④ 바른 자세의 미소는 웃음을 더욱 매력적으로 만든다.

⑤ 억지 웃음도 뇌는 진짜로 받아들인다. 하루에 몇 번씩 입꼬리를 살짝 올려주기만 해도 엔도르핀과 세로토닌의 세례를 받을 수 있다.

⑥ 미소는 전염성이 있다. 나의 밝은 미소가 다른 사람의 하루를 밝게 하고, 긍정적인 분위기를 만들 수 있다.

PART

06

아기 호흡이란
무엇인가?

- 아기 호흡의 비밀
- 태식 호흡법

아기 호흡의 비밀

가장 건강한 호흡은 자연 호흡이다. 그리고 자연 호흡에 가장 가까운 호흡은 아기들이 하는 태식 호흡이다. 태아 적에 탯줄을 통해 배꼽으로 숨을 쉬던 태식을 '아기 호흡'이라 하며, 이러한 아기 호흡을 따라하게 되면 순수에너지인 우주의 기운을 고스란히 받아서 아기들과 같은 순수 건강체인 젊음과 건강을 되찾는 데 도움이 된다.

🌱 아기 호흡이란?

태아는 열 달 동안 엄마 뱃속에서 먹고, 자고, 숨 쉬고, 배설하며 생명 활동을 이어간다. 생명 활동에 필요한 영양분과 산소 공급, 이산화탄소와 노폐물 배출은 코와 입, 배설기관을 대신하여 태반과 탯줄을 통해 이뤄진다. 동맥과 정맥 혈관의 두 갈래로 된 탯줄은 잉태 후 4주가 지나면 태반에서 생성되어 배꼽과 심장으로 연결되면서 비로소 태아의 호흡이 시작되고, 심장이 뛰기 시작한다.

탯줄은 에너지 공급과 노폐물 배출의 통로 역할을 하게 되지만, 태아가 배꼽 호흡을 통해 가스교환을 하고 심장을

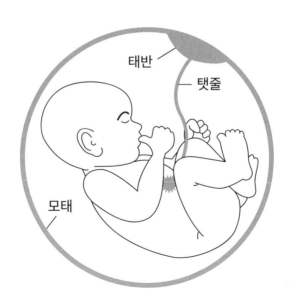

뛰도록 하는 데 무엇보다 중요한 역할을 한다. 그것은 생명 활동에 있어서 숨과 심장은 잠시도 멈출 수 없기 때문이다. 이때 태아가 하는 배꼽 호흡을 태식胎息 또는 태식호흡胎式呼吸이라 하며, 이것이 바로 아기 호흡이다.

태아는 배꼽 호흡뿐 아니라 피부의 모공과 정수리 부위의 숨구멍으로도 숨을 쉰다. 아기들 호흡은 산소와 이산화탄소의 단순한 가스교환이 전부가 아니라 우주의 순수에너지를 받아들이는 역할도 한다. 다만 이 우주 에너지는 순수하고 맑은 아기들한테만 열려 있다. 이러한 우주 에너지를 맘껏 받으며 열 달간 아기들은 순수 건강체로 성장하게 된다.

엄마 뱃속에서 열 달 동안 머물다가 출산 후 한 시간 정도 지나면 모공의 우주 에너지 통로가 닫히게 된다. 또한, 말랑말랑하던 숨구멍도 세 살 무렵부터 서서히 닫히면서 딱딱해진다. 하지만 태아 적에 하던 배꼽 호흡은 출산 때 기도가 열리고 코로 숨을 쉬게 되어도 태아의 습성대로 배를 실룩거리며 배꼽 호흡을 계속하게 된다.

이처럼 태생적으로 횡격막과 복근 등의 호흡근이 배꼽 호흡을 하도록 최적화되면서 긴 날숨의 호흡이 이어지게 된다.

아기들 호흡의 시작은 출산 때 "앙~" 울면서 하는 날숨이다. 이 울음은 어디가 아파서 우는 게 아니라 날숨으로 기도를 열기 위한 아기들의 본능적 반사행동이다. 그러나 성장하면서 긴장, 질환 등으로 들숨이 빨라지는 가슴호흡을 하게 되고, 점차 숨이 목까지 차 올라와 종국엔 목숨을 쉬면서 숨을 거두게 된다. 따라서 가슴호흡과 목숨으로 이어지지 않고 배꼽 호흡을 계속할 수 있도록 아기 호흡으로 되돌아가는 호흡 수련이 필요하다.

🌱 아기 호흡으로 생명력을 높여라

우리가 활동하며 살아가는 힘이 생명이라면, 생명을 온전하게 유지하는 데는 산소와 이산화탄소 등 가스 교환의 호흡이 절대적이다. 그러나 산소는 양면성을 갖고 있어서 체내에 산소가 많아도 문제, 적어도 문제가 된다. 즉 산소는 몸에 없어서는 안 될 필수 에너지원이지만, 과식하면 몸에 해롭듯이 산소도 많이 마시면 몸에 해롭다. 그래서 산소를 적정량 마셔야 몸에 이롭다는 것이다. 그렇지 않고 산소의 소비보다 공급량이 더 많으면 소비하고 남은 산소 찌꺼기(=활성산소)가 체내에 잔류하면서 노화와 질병 등 각종 신체적 문제를 일으키게 된다.

과학에서는 이러한 활성산소를 노화와 질병의 주범으로

지목한다. 요즘은 항산화제를 최고의 보약이라 하며, 활성산소를 줄이는 데 관심이 높다.

우리 몸엔 쉼 없이 산소가 필요하므로 활성산소는 몸에서 계속 생성되기 마련이다. 그런데 활성산소는 불필요한 산소를 억지로 마시는 인위적인 호흡법이 문제를 더 심각하게 한다. 이것은 산소의 수요, 공급의 균형이 깨지면서 생명력을 약화하는 요인이 된다. 불필요한 산소의 흡입을 억제하고 날숨에 치중하는 아기 호흡의 필요성이 여기에 있다. 아기 호흡은 갓난아기 시절 한동안 해왔던 호흡으로서 아직도 누구에게나 무의식에 지워지지 않고 그대로 남아 있는 자연 호흡이다.

아기들이 잠잘 때 하는 수면 호흡은 날숨을 길게 하는 가장 이상적인 자연 호흡이다. 갓난아기들은 하루 18~20시간 많은 잠을 자며 긴 날숨을 통해 면역력을 높이고 생명력을 키우게 된다. 긴 날숨 끝에는 자연스럽게 숨이 끊기는 '휴식기休息期'가 있으며, 이러한 휴식기의 끊김 현상은 완전히 숨이 정지된 게 아니라 날숨의 연장선으로 숨의 휴식 시간이다.

휴식기는 동면하는 곰처럼 몸의 기초대사량을 떨어뜨려 세포의 노화를 지연시키게 된다. 하지만 아기들이 성장해가면서 날숨이 점차 얕아지고 휴식기가 사라지게 된다. 그에 따라 나이 들면 건강수명도 짧아지게 된다.

들숨은 몸이 알아서 하도록 맡겨두고, 긴 날숨에 휴식기가 있는 아기 호흡으로 호흡의 패턴을 바꿔서 건강수명을 늘리는 것이 관건이다.

🌱 아기 호흡은 비움의 호흡이다

우리의 뇌가 활동하기 위해서는 많은 양의 산소가 필요하다. 인체에서 뇌가 차지하는 비중은 몸의 약 2% 정도에 불과하지만, 산소는 약 25% 정도 많은 양을 소비한다. 스트레스와 같은 정신적 문제는 더 많은 산소가 필요하므로 호흡이 빨라지게 된다. 숨이 차게 되면 호흡이 얕아져서 혈액 속의 산소 분포량이 감소하게 되므로 더 빨리 호흡하라고 숨뇌에 명령하는 악순환이 반복된다.

이러한 악순환의 고리를 끊을 수 있는 호흡법이 바로 아기 호흡이다. 이런저런 이유로 호흡이 왜곡되었을 때 그것을 교정하고 재활하는 차원의 아기 호흡이 필요하다. 아기 호흡을 통해 건강하고 젊은 호흡으로 회복하여 심신의 건강을 되찾게 한다.

아기 호흡은 긴 날숨으로 폐를 비우는 데 치중한다고 하여 '비움의 호흡'이라 한다. 즉 폐 속 깊숙이 가라앉아 있는 이산화탄소를 비롯한 탁기를 먼저 배출하면서 폐를 깨끗하게 비운다고 해서다. 횡격막의 반동 작용으로 비워진 폐 속에 신선한 산소가 자연스럽게 채워지기 마련이므로 억지로 들숨을 깊게 마실 필요는 없다. 고대의 호흡 스승들은 이상적인 호흡법으로 코앞의 새털이 흔들리지 않게 한없이 부드럽게 하라고 가르쳤다. 또한 날숨의 끝자락엔 자연스럽게 휴식기를 가지며 몸을 비우라고 하였다. 이것이 아기 호흡의 오래전 이치다.

검도 고수들도 격검시에 상대가 자신의 호흡을 알아차리지 못하게 부드럽고 긴 날숨을 유지한다. 그것은 날숨으로 마음을 비우고 호흡을 발꿈치로 감추듯이 하여 상대가 자신의 호흡 상태를 알지 못하도록 한 것이다. 나도 소싯적 검도장에서 관원들에게 귀에 딱지가 앉도록 했던 검도의 기본 수칙이다.

이처럼 아기 호흡 같은 긴 날숨은 몸과 마음을 비움으로써 심신을 안정시키고 에너지를 강화하여 생명력을 높이게 된다.

태식 호흡법

갓난아기는 코로 숨을 쉬고 있지만, 엄마 뱃속에서 하던 습성대로 배꼽으로 숨을 쉬는 태식 호흡을 한다. 하지만 성장해 가면서 긴장과 질병, 나쁜 생활 습관 등으로 배꼽 호흡에서 들숨 위주의 가슴호흡으로 점차 바뀌게 된다. 태식 호흡을 통해 왜곡된 호흡을 바로잡고 젊고 건강한 호흡이 되도록 한다.

🌱 태식 호흡이란?

호흡 과학에서는 건강한 사람 혈액 속의 산소 포화도는 늘 95~99% 정도 유지되고 있어서 깊은 호흡으로 산소를 무조건 많이 마신다고 세포에 좋은 영향을 미치지 않는다고 한다. 지속적인 과호흡으로 필요 이상의 산소가 유입되면 오히려 몸의 노화와 피로를 촉진하는 활성산소의 농도를 높이게 된다. 인체는 과도한 산소 상태를 정상으로 오인하게 되어 산소가 조금만 부족해도 숨뇌를 재촉하여 산소를 빨리 들어오도록 가쁜 숨을 몰아쉬는 부작용을 일으킨다. 이러한 호흡 습관이 몸에 배게 되면 본래의 자연 호흡 기능은 상실되고 왜곡된 호흡 습관을 갖게 된다.

잘못된 호흡을 회복하고 호흡을 재활하기 위해서는 태식 수련을 통해 먼저 자연 호흡으로 숨의 패턴을 바로잡아야 한다. 적정량의 산소를 효율적으로 사용하는 자연 호흡이 몸에 배도록 일정 시간 규칙적인 호흡 훈련이 필요하다는 것이다.

배를 억지로 부풀려 앞으로 내밀고 뒤로 당긴다든지 억지로 숨을 참는 지식 호흡을 하게 되면 정신적, 신체적인 많은 문제를 일으킬 수 있다. 아기들이 하는 날숨이 길고 휴식기가 있는 태식 호흡이 가장 이상적이며 건강 호흡이 된다. 이러한 호흡을 의식적으로 훈련하는 것을 태식 수련이라 한다.

호흡도 다른 신체 기능과 마찬가지로 규칙적으로 훈련을 해야 기능이 향상된다. 인체의 각 기관과 조직은 사용하지 않으면 퇴화하고, 운동하지 않으면 무기력해진다.

호흡도 마찬가지로 숨쉬기 훈련을 하지 않으면 호흡력이 약해져 호흡 곤란증을 겪게 된다. 태식 수련을 통해 하루에 두세 차례 의식적인 호흡 훈련이 필요하다. 일정 시간 의식적인 호흡 훈련을 통해 본래 호흡으로 회복시켜 자연 호흡을 할 수 있도록 한다.

호흡 훈련은 절대 무리해선 안 된다. 자신에게 적합한 훈련법을 찾아야 한다. 태식 호흡은 아기들의 배꼽 호흡으로서 무리 없이 훈련할 수 있으며 자연스럽게 일상 호흡에 스며들어 점차 통합되어 나간다.

배꼽 호흡에 있어서 배꼽은 특별한 생리적 기능은 갖고 있지 않지만, 태아 시절 한때는 모체로부터 탯줄로 산소와 영양분을 공급받아 심장이나 다른 기관들로 보내기 위해 거쳐 가는 중요한 생명의 관문이었다. 전통 의학이나 기공학 등에서는 배꼽을 완전히 퇴화하고 기능을 상실한 기관으로 보지 않고 우주 에너지와 소통하는 하단전의 창窓이라 부른다. 특히 태식 수련에서 배꼽은 호흡을 통해 들어

오는 빛의 관문으로서 특별하게 다룬다.

🌱 태식 수련의 삼각 좌법

　태식 수련에 있어서 바른 자세는 전신의 균형과 조화를 통해 신체를 효율적으로 사용할 수 있도록 도와준다. 하지만 잘못된 자세는 근육과 관절의 불균형으로 신체적 스트레스가 가중되고 기혈, 임파, 신경 등의 흐름을 왜곡시켜 수련의 역효과를 가져온다. 특히 인체의 근간인 척추는 중추신경과 자율신경이 흐르며 내장기관이나 다른 신체 기관과 연결되어 우리 몸의 중심축을 이루고 있다.

　그러나 잘못된 자세로 인해 척추에 이상이 생기면 신체

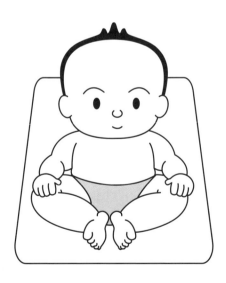

전반적인 부위에까지 문제를 일으키게 된다. 특히 가부좌 자세는 신체적 불균형과 무릎과 엉덩이관절 부위의 손상으로 인해 집중력 약화와 상기증 등 수련에 장애가 될 수 있다. 가부좌 자세는 일명 양반다리라 하여 한국인의 자세를 왜곡시킨 주범이기도 하다.

우리의 본능이 가장 편하고 안정된 자세로 인정한 삼각 좌법은 갓난아기가 처음으로 자리에 앉은 모습이다. 허리를 곧게 세우고 다리를 자연스럽게 앞으로 내밀어 두 발을 서로 붙인 삼각 좌법은 누가 가르쳐주지 않아도 본능적인 반사행동에서 나온 것이다. 이 자세는 명상을 하든, 호흡 수련을 하든, 아니면 그냥 앉아 있든 가장 편하고 안정된 자세라 할 수 있다.

삼각좌 자세는 위에서 보면 다리를 마름모 형태로 접어서 두 개의 정삼각형을 맞댄 모양새로서 다리 관절이 자유롭고 좌우 균형을 유지하는 데 안성맞춤이다.

올바른 자세의 기준은 안정감이다. 삼각형은 도형 중에서 안정감을 나타내는 상징성이 있다. 따라서 삼각 좌법은 다리 관절에 무리가 오지 않고 몸의 좌우 균형을 유지하여 안정감 있는 자세가 된다.

삼각 좌법은 인체의 중요 혈자리(백회, 회음, 용천)를 서로 연결하여 에너지를 흐르게 한다. 즉 머리의 백회와 수직으로 연결된 회음과 양발바닥의 용천을 마름모(피라미드 바닥) 형태로 연결하여 백회로 들어온 우주의 빛을 회음과 용천 등과 연동작용을 일으켜 공유하게 된다. 태식 수련을 할 때 삼각 좌법은 수련의 효율성을 높여준다.

🌱 태식 수련법

엄마 뱃속과 같은 우주의 중심에 삼각 좌법으로 편안하게 앉은 모습을 떠올리며, 태아 주위의 모태와 같이 몸 주위를 오라장의 빛이 둥글게 감싸고 있다고 생각한다.

배꼽과 모태를 탯줄로 이어서 배꼽으로 태아가 숨을 쉬듯이, 배꼽과 오라장을 한 줄기 빛 통로로 연결하여 배꼽을 통해 빛으로 숨을 쉬도록 한다. 들숨에 빛 통로로 빛이 들어오고, 날숨에 그 빛이 배꼽에 모여 강하게 밝아진다고 상상한다.

태식 호흡이 처음엔 적응이 잘 안 될 수 있지만, 태아 적에 배꼽으로 호흡을 했던 터라 계속하면 곧 익숙해진다. 이렇게 태식 호흡을 지속하면 마음이 고요해지고 뇌파는 알파파 상태가 되면서 뇌의 에너지 소모를 최소화한다. 이때 절감된 잉여에너지를 다른 신체 조직으로 보내서 세포 재생력을 높여서 몸 전체 세포가 젊어지게 된다.

태식 수련에서 호흡은 자연스럽게 하되 들숨보다 날숨이 긴 호흡을 한다. 날숨을 너무 길게 하면 호흡이 거칠어진다. 날숨과 들숨 중간에는 휴식기를 갖도록 한다. 휴식기를 억지로 만들면 역시 호흡이 거칠어진다. 연습하다 보면 점차 익숙해져 긴 날숨 뒤에 자연스럽고 무의식적인 휴식기를 갖게 된다. 휴식기는 억지로 숨을 멈추는 지식止息과는 다르다. 호흡은 자연스러워야 한다. 억지로 호흡의 길이를 조정하면 호흡은 득이 되지 않고 독이 된다.

태식 수련 하는 법

① 우주의 중심에 삼각 좌법으로 앉아 있다고 생각하며 오라장과 배꼽이 빛의 통로로 탯줄처럼 연결되었다고 상상한다. 그리고 날숨이 긴 심호흡을 세 번 하며 몸을 이완시킨다.

② 먼저 날숨을 길게 내쉬며 날숨의 끝에서 자연스럽게 휴식기를 갖고, 들숨을 마신다.(호흡의 길이는 일률적으로 정하지 않고, 자신에게 편한 호흡의 길이에 맞춘다.)

③ 배꼽을 응시하며 들숨에 우주의 빛이 배꼽으로 들어온다 상상하고, 날숨에 배꼽으로 들어온 빛이 점차 밝아진다고 생각한다.

④ 하루에 15분 정도 하되, 한 번에 해도 되고, 5분씩 나눠서 세 차례 해도 된다.

PART

07

소주천이란
무엇인가?

- 소주천의 비밀
- 소주천 사용법

소주천의 비밀

경락이론에 따르면 인체엔 365개의 경혈이라는 혈 자리가 있으며, 이 작은 구멍을 이어놓은 길을 14경맥이라 한다. 그중 몸의 정중선을 따라 흐르는 임맥과 독맥이라는 두 갈래 길을 소주천小周天이라 한다.

소주천을 강에 비유하면 나머지 12갈래 길은 5장 6부라는 논밭에 강물을 공급해주는 농수로에 해당한다. 소주천 수련은 임·독맥의 두 길을 소통시켜 온몸에 에너지를 잘 흐르게 하는 데 있다.

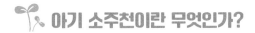

아기 소주천이란 무엇인가?

　엄마 뱃속의 태아는 탯줄을 통해 모태로부터 에너지를 공급받아 성장한다. 탯줄로 유입되는 에너지는 산소, 영양소, 물, 빛으로 된 4대 필수에너지다. 이중 산소, 영양소, 물은 혈관을 통해 세포로 공급되고, 빛에너지는 몸통의 정중선을 따라 돌며 온몸에 에너지를 공급한다. 이렇게 아기의 정중선을 따라 빛이 돌고 있는 길을 아기 소주천이라 한다.

　아기는 출산 후 탯줄이 끊기면서 모태로부터 에너지 공

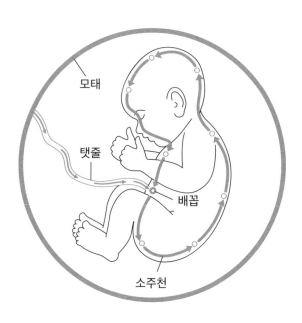

급이 전면 차단되어 산소는 코를 통해, 영양소와 수분은 모유를 통해 수급한다. 그러나 빛에너지는 탯줄이 끊기는 동시에 배꼽 뒤 아기 단전의 무게중심으로 모이게 된다.

이렇게 단전에 모인 빛에너지는 곧바로 태아 때 흐르던 소주천을 따라 돌게 된다. 먼저 단전의 빛이 몸의 아래쪽 회음으로 내려가게 된다. 회음에서 임맥과 독맥으로 에너지가 둘로 나뉘며, 하나는 임맥을 통해 혀끝으로 올라가고, 다른 하나는 독맥을 통해 척추를 타고 위로 올라가 머리 꼭대기 백회를 지나 입천장에 도달한다. 이때 태어날 때 입천장에 붙은 혀를 통해 임맥과 독맥이 서로 연결된다. 그리고 에너지의 흐름을 임맥 방향으로 되돌려 회음을 지나 독맥으로 연결하여 소주천을 순환시킨다.

우리 몸은 태생적으로 혀끝을 입천장에 붙인 채로 소주천이 타원형의 고리 형태로 정중선을 따라 돌게 된다. 그것은 아기들이 태어날 때 "앙~"하고 울음을 터뜨리며 혀끝이 입천장에 붙어 있는 것을 보면 알 수 있다. 아기들은 혀를 입천장에 붙여서 임·독맥을 연결한 채로 태어나기 때문에 소주천이 자연적으로 소통되면서 강한 에너지를 만들어 새로운 환경에 적응하게 된다. 그래서 신생아들은 소주천의 소통으로 바이러스 등에 잘 감염되지 않고 건강하게 지낼 수 있다.

그러나 수유 기간이 끝나고 돌이 지날 무렵부터 아기들의 혀가 입천장에서 떨어지기 시작하면서 소주천의 연결이 느슨해져 아기들은 감기 등 잔병치레가 시작된다.

성인들도 혀끝을 입천장에 붙이는 습관만 길러도 소주천 에너지가 활성화되어 피로감이 해소되고, 감기에 대한 강한 면역력과 질병의 자연치유력을 높이는 데 도움이 된다. 또한 입천장에 혀끝을 붙이고 소주천 수련을 하게 되면 에너지의 흐름을 촉진시켜 소주천 수련의 효율을 높일 수 있다. 이를 간단한 기력 테스트를 통해 직접 확인할 수 있다.

🌱 인체의 반쪽이 합쳐진 자리가 소주천이다

우리 몸은 뇌를 비롯해 팔다리 등의 몸통이 좌우 대칭으로 나뉘어 있다. 그 대칭선이 소주천 통로가 된다. 그래서 몸통이 반으로 나뉘어 합쳐진 대칭선 부분이 인체에서 가장 취약한 부위가 된다. 그러므로 정중선상에 있는 혈 자리가 치명적인 급소로서 작은 타격에도 치명타가 될 수 있다. 반면에 정중선 부위는 에너지가 많이 드나드는 곳으로 적절하게 관리하면 에너지를 활성화하는 데 도움이 된다.

소주천 수련으로 정중선의 취약한 몸통 부위를 빛으로

용접하듯이 반복해서 감아주면 소주천의 혈 자리가 열리는 등 소주천 순환이 활성화된다. 실패에 실을 감듯이 소주천에 의념으로 빛을 감아주면 소주천 회로가 빛으로 점점 밝아지면서 소주천의 흐름이 원활해진다.

우리의 뇌는 의식적인 동작과 생각을 반복하면서 무의식을 움직이게 한다. 그리고 뇌는 상상과 실제를 구분하는 분별심이 없다. 이러한 뇌의 기전대로 소주천 통로를 상상의 빛으로 반복해서 감아주면 뇌는 생각하는 대로 무의식에 입력하여 소주천이 자동으로 소통되도록 한다.

언제가 될지 모르는 막연한 수련으로 하단전에 축기시킨 다음 소주천이 열리도록 기다리는 고전적 방식은 수련의 결과물에 도달하기가 쉽지 않다는 것을 경험자들은 잘 알고 있다.

소주천 회로를 이미지화하여 의념으로 빛을 소통시키면 뇌는 '거울 뉴런 효과'에 따라 뇌세포에 소주천의 회로도를 복제하게 된다. 이것이 반복되어 뇌는 소주천이 저절로 순환하도록 한다. 비틀거리는 팽이를 한 번씩 채찍질해주면 팽이가 힘차게 돌아가는 것과 비슷하다.

이처럼 의념주천 수련을 하루에 한두 차례 해주면 소주천의 임·독맥은 저절로 활발하게 순환하게 된다. 기본적으로 소주천의 순환이 활성화되어야 인체의 모든 경맥의 흐름이 좋아진다. 특히 오장육부와 연결된 12경맥의 소통이 원활해지면서 몸 전체가 건강해져 회춘하게 된다.

이렇듯 소주천 수련은 인체의 임·독맥을 소통시켜 건강을 도모하는 실용적 목적이 전제되어야 한다. 하지만 건강과 무관한 증험의 허울에 경도되어 허송세월하게 되면 오히려 심신이 피폐해질 수 있다. 강물은 흐르지 않으면 썩기 마련이다. 소주천이라는 강에 맑고 건강한 물이 잘 흐르게 되면 몸 전체로 에너지 공급이 잘 이뤄져 젊고 건강한 몸을 유지할 수 있다.

소주천의 원조 성소주천

성性소주천은 성도인술의 한 방편으로 중국의 황제들과 주변 사람들에게 은밀히 전해져 오던 하나의 비술이었다. 이렇게 궁중에서 행해지던 성소주천이 성 너머 사람들에게 알려지면서 성性에 대한 거부감으로 성은 떼버리고 심신 건강법의 소주천으로 자리 잡게 된 것이라고 한다. 그래서 성소주천이 소주천 수련의 원조인 셈이다.

성소주천은 성에너지(=정기)의 방사를 억제하고, 그 정기精氣를 독맥을 통해 머리 쪽 송과체로 흘려보내는 일종의 도인법이다. 송과체에서 정기를 증폭시켜 진기眞氣로 환원

해서 임맥을 통해 성단전으로 되돌리게 하는 것이다. 이처럼 독맥으로 정기를 송과체로 올리고, 임맥을 통해 진기를 성단전으로 되돌려서 성소주천을 순환시킨다.

원래 성소주천 수련의 고유 목적은 무분별한 생화학적 에너지의 방출을 막고 성에너지를 인체 에너지의 근원으로 환원시키는 내적 수련에 있다. 그러나 성소주천으로 성

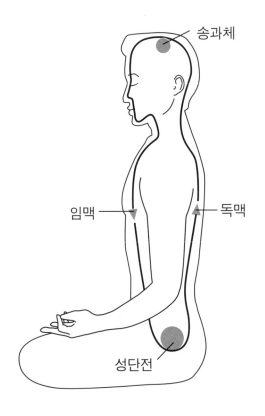

력을 강화하는 데 치중하게 되면 몸 전체 에너지의 균형이 깨지게 되어 머리 상층부에 있는 송과체가 부실해지면서 오히려 건강을 잃게 된다.

성소주천 수련은 호흡의 들숨에 성에너지를 송과체로 올려서 송과체를 활성화하고, 날숨에 증폭된 성에너지를 임맥을 통해 성단전으로 환원시키는 순환 수련이다.

이처럼 성소주천 수련은 송과체 수련이라 해도 과언이 아니다. 그만큼 성소주천 수련에 있어서 송과체가 차지하는 비중이 크다. 송과체는 성에너지를 증폭시키는 작용도 하지만, 송과체 자체가 활성화되면 노화를 늦추는 젊음의 호르몬 멜라토닌 분비량이 늘어나면서 회춘을 촉진한다.

송과체는 이마 중앙의 천목과 정수리의 백회가 수직으로 만나는 곳에 있는 내분비기관이며, 솔방울 모양을 하고 있다고 하여 송과체松果體라 한다. 그리고 송과체는 여러 종류의 세포로 구성된 정신의 자리이기도 하다. 송과체는 밤낮의 밝고 어두움이나 사계절의 일조, 일몰 시간 변화 등을 감지하는 인체 시계로서 수면 조절과 연관이 있다. 나이 들수록 세월이 빨리 가는 느낌이 들게 되는 것은 송과체의 인체 시계 감지 기능이 점차 퇴화해가기 때문이다.

송과체는 잉태 후 49일 만에 생식기관과 함께 생겨나서 청년기까지는 잘 발육되어 있다가 나이 들어 노화하면서 송과체 조직도 점점 퇴화한다. 그래서 송과체는 신체 노화에 따른 성 기능 저하에 영향을 주게 된다.

성소주천이 남성들만의 전용수련으로 잘못 알려진 면이 있다. 오히려 여성들에게 더 필요한 수련일 수 있다. 여성들의 자궁을 강화하여 회임懷妊 능력을 높이고, 폐경 때 여성호르몬의 균형을 유지하는 데 성소주천 수련이 효과적이다.

성소주천 수련 요령

① 의자 앞쪽에 걸터앉아서 허리를 곧게 세운다.

② 눈을 감고 혀끝을 입천장에 붙인다.

③ 들숨에 정소 또는 난소를 조이며 독맥을 통해 송과체로 성 에너지를 끌어올린다.

④ 날숨에 송과체가 빛으로 밝아지며 증폭된 성 에너지를 임맥을 통해 성단전의 정소 또는 난소로 내려보낸다.

⑤ 의식은 임·독맥을 흐르는 에너지를 천천히 따라가며 반복한다.

소주천 사용법

소주천 수련이 어렵다고 하지만 쉽고 간단하게 사용하는 방법이 있다. 먼저 의념으로 소주천을 가통假通시키고, 가통을 반복해 나가면 무의식적으로 소주천이 순환되는 진통眞通이 이뤄진다.

수증기가 하늘로 올라가 눈비가 되어 내리듯 소주천도 자연의 섭리대로 막힘없이 순환되어야 한다. 소주천 수련을 통해 소주천의 원활한 흐름이 이뤄졌을 때 몸은 젊고 건강해진다.

🌱 소우주인 우리 몸 안의 소주천

소주천의 주천周天은 우주가 주기적으로 운행하는 것을 뜻한다. 우주는 약 2,000억 개의 은하가 타원형 또는 나선형 등의 구조로 원을 그리며 돌고 있다고 한다. 우주가 왜 돌고 있는지는 불가사의하지만 과학에서는 물리학의 기본 원리인 각운동량의 보존과 중력의 상호작용 때문에 회전 운동이 일어난다고 한다. 이러한 영향으로 우주의 수많은 은하와 별들이 자전과 공전을 하고, 태양과 지구 등의 행성도 자전과 공전을 하며 돌고 있다.

소우주인 인간의 몸에도 크게는 소주천이 돌고, 작게는 숨구멍과 경혈에 회전 운동이 일어난다. 또한 손끝 지문과 머리 위 가마의 나선형 구조의 흔적들도 우주의 나선형 운동 구조와 닮아있다. 앞에서 말한 정자의 추진력도 꼬리를 나선형으로 회전한다고 하였다. 이처럼 인체의 곳곳에서 일어나는 회전 운동은 우주의 회전 운동과 무관치 않다.

대우주의 영향으로 인체의 정중선을 따라 소주천이 돌고 있는 것도 우주의 회전 운동에 편승하면 에너지가 강해진다는 지적 본능에서 비롯되었다. 소주천에 분포된 경혈도 우주의 은하가 돌듯이 각각 소용돌이치며 회전하고 있다. 경혈 자리는 양극(+)과 음극(-)의 전자기적 성질을 띠며 나선형 구조로 이뤄져 있다. 나선형의 소용돌이 한가운데에 은하의 블랙홀 같은 구멍이 바로 혈穴 자리이며, 태풍의 눈과 같다. 그래서 혈을 구멍 穴이라 한다.

따라서 기가 막혔다는 것은 경혈의 회전이 멈춘 것이고, 기가 뚫렸다는 것은 경혈의 회전이 정상적으로 이뤄지고 있는 것을 의미한다. 건강한 몸에서는 소주천의 흐름과 경혈의 회전이 정상적으로 작동되고 있어야 한다. 그렇게 하면 온몸의 빛이 밝아져 노화의 속도를 늦추고 질병을 예방하는 데 도움이 된다.

소주천을 소통하는 데는 태생적으로 소주천이 열려 있는 아깃적으로 되돌아가 순수 건강체를 실현하는 것이다. 아기들처럼 혀끝을 입천장에 늘 붙이는 습관을 들이고, 소주천 수련을 지속하게 되면 무엇보다 면역력이 증진되어 감기에 잘 걸리지 않고, 피로감이 줄어드는 걸 실감하게 된다. 또한 눈이 맑고 밝아지며, 머릿결이 좋아지고, 치아 건강과 피부가 맑아진다. 그리고 소화력이 향상되고, 배설 기능이 순조롭다. 수면은 아기들과 같은 단잠을 잔다. 그리고 체중이 적절하게 조절되면서 콜레스테롤, 혈압, 당뇨, 간 수치 등이 정상을 유지하는 데 도움을 준다. 또한 기억력과 정신이 명료해지고 척추와 관절이 무탈해진다.

소주천 수련의 목적을 건강에서 벗어나 어떤 현상이나

감각에 치중하게 되면 자칫 기운의 흐름이 왜곡되어 수련의 부작용에 노출되며, 무의미한 수련이 될 수 있다. 소주천 수련으로 기혈을 소통하여 오장육부라는 논밭에 빛이라는 물을 대는 건강을 위한 수련이 되어야 젊음을 되찾고 건강한 몸을 유지하여 회춘을 기대할 수 있다.

🌱 소주천 연결과 운기법

흔히 "도 닦는다."라는 말을 자주 듣는다. 내면의 자기 성찰을 통해 인간의 도리를 깨우치는 것이 마음의 도道라면, 몸 내부의 신체적인 도는 혈관, 임파, 신경 그리고 경락 등의 몸 길을 두고 하는 말일 것이다. 특히 경락 중에 몸의 정중선을 따라 흐르는 임·독맥의 소주천 길을 도 닦듯이 정성을 다해 소통시키게 되면 노화와 각종 질환 예방에 효과적이며, 몸을 젊고 건강하게 한다.

소주천 길을 닦아서 성공적으로 소통하기 위해서는 세 가지 조건이 필요하다. 첫째, 입과 항문은 닫혀 있어야 한다. 둘째, 4대 단전의 빛이 밝아져 있어야 한다. 셋째, 의념 주천으로 운기한다. 이들 세 가지 조건이 충족되어야 비로소 소주천의 길이 열리면서 회춘의 길도 열리게 된다.

인체의 정중선을 따라 흐르는 소주천 회로에는 큰 구멍

2개와 작은 구멍 14개가 있다. 그중 큰 구멍 2개는 닫혀 있어야 하고 작은 구멍 14개는 열려 있어야 한다. 큰 구멍 두 개는 입과 항문이며, 이곳을 닫으려면 혀를 입천장에 붙이는 연습과 항문 조이기 연습이 필요하다. 혀와 항문조임근은 소주천의 임·독맥을 연결하는 다리 역할을 하게 된다. 임맥의 끝 지점인 혀끝을 입천장의 윗니 뿌리에 붙여서 입이 닫히게 하고, 항문의 괄약근을 실하게 하면 항문이 닫히면서 완전체의 소주천 길이 연결된다.

사람이 기운이 없거나 생명이 끊기면 혀가 아래로 내려앉게 되고, 항문도 생명이 다하면 힘없이 열리게 되므로 혀와 항문은 인간의 생명줄과 같은 존재다. 그래서 혀가 입천장에 늘 붙어 있고, 항문의 괄약근이 실하게 되면 몸 전체에 활력이 생기는 등 생명력이 높아진다. 또한 혀끝이 입천장에 붙어 있으면 침 분비가 촉진되어 소화력이 왕성해지고 안색이 좋아져 젊어진다. 간단한 기력 테스트를 통해 입천장에 붙어 있는 놀라운 혀의 기적을 체험할 수 있다.

단전 수련으로 4대 단전의 빛이 밝아져 있으면 각 단전 주변 혈 자리가 열리게 되고, 소주천 회로의 흐름이 원활해진다. 소주천 회로의 14개 혈 자리(백회, 인당, 천돌, 전중, 중완, 신궐, 중극, 회음, 장강, 명문, 척중, 신도, 대추, 뇌호)는 각각 자율신경이 가장 많이 밀집된 곳이며, 또한 빛에너지가 집중된 곳으로 12경맥과 오장육부로 통하는 빛의 관문이기도 하다. 그래서 이곳을 소통시키기 위해 소주천의 축전지에 해당하는 4대 단전의 에너지가 활성화되어 있어야 한다. 따라서 4대 단전의 에너지를 먼저 축기시킨 다음 소주천 수련을 하면 더 효율적인 수련이 될 수 있다.

소주천 회로의 14개 혈자리 중 가장 소통하기 힘든 자리

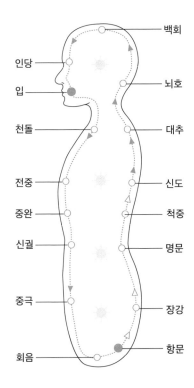

가 뇌호혈이다. 뇌호혈은 목과 머리의 결절 부위에 오목하게 들어간 곳으로 상단전의 간뇌와 통하는 자리이며, 성단전의 정과 상단전의 신을 연결하는 관문이기도 하다. 뇌호혈만 뚫으면 소주천은 저절로 열린다고 할 정도로 뇌호혈의 문을 열기가 그만큼 쉽지 않다는 것이다. 문은 두드리면 열리는 법, 평소에 뇌호혈을 수시로 자극해주면 소주천 수련의 효율성을 높일 수 있다.

뇌호혈 소통 요령은 간단하다. 양손 중지를 붙여서 뇌호혈을 누르며 고개를 천천히 앞뒤로 15회 움직여주면 된다. 약 3주 정도 반복해주면 뇌호혈 자리가 뻐근해지며 뇌호가 소통되는 조짐을 보이기 시작한다.

소주천 회로를 운기하는 데 있어서 두 가지 운기법을 사용한다. 먼저 빛으로 소주천 회로를 중첩해서 감아주는 소주천 [Ⅰ]식, 그리고 14곳의 혈 자리를 하나씩 호명呼名하며 소통시키는 소주천 [Ⅱ]식으로 된 두 가지 운기법이다. 소주천 [Ⅰ][Ⅱ]식을 병행하면 수련의 효율성을 높일 수 있다.

소주천 [Ⅰ]식은 4대 단전이라는 4개의 태양 주위를 '단심불'의 빛이 소주천의 궤도를 따라 도는 형상이다. 성단전의 탁구공 크기 '단심불'로 소주천 회로를 파란빛으로 칭칭 감아준다.

소주천 수련
[I]

① 양발을 어깨너비만큼 벌리고 서서 혀끝을 윗니 뿌리에 붙여서 소주천을 연결한다.

② 무릎을 굽히며 양손으로 '단심불'의 파란빛을 회음 쪽으로 보내고, 무릎을 세우며 회음에서 독맥을 따라 빛을 올려서 혀끝의 임맥과 연결한다.

③ 무릎을 다시 굽히며 양손으로 임맥을 따라 단심불을 돌리며 파란빛으로 소주천 회로를 감아준다.

④ 임·독맥이 연결된 소주천에 파란빛이 흐른다고 의념하며 양손으로 소주천을 따라 '단심불'을 돌리며 파란빛으로 반복해서 칭칭 감아준다.

소주천 수련
[Ⅱ]

소주천 [Ⅱ]식은 소주천 선상의 14개 혈 자리(백회, 인당, 천돌, 전중, 중완, 신궐, 중극, 회음, 장강, 명문, 척중, 신도, 대추, 뇌호)에 하나씩 마음을 두고 이름을 부르며 소통시키는 방식이다. 생각보다 효과적이며 집중력 훈련에도 도움이 된다.

① 자리에 앉아서 혀끝을 윗니 뿌리에 붙여서 소주천을 연결한다.
② 소주천의 14개 혈 자리를 하나씩 마음속으로 호명한다. 회음 → 장강→명문→척중→신도→대추→뇌호→백회→인당→천돌→ 전중→ 중완→신궐→중극의 혈 자리를 순서대로 호명하며 반복한다.
③ 호명할 때마다 혈 자리가 파란빛으로 밝아진다고 의념한다.

PART
08

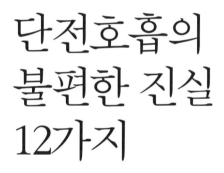

단전호흡의
불편한 진실
12가지

아무도 알려주지 않고
누구도 알려고 하지 않았던
단전호흡에 대한 불편한 진실을
호흡의 과학으로 밝힌다.

단전과 호흡의 합성어인 단전호흡은 유래도 불분명하지만, 과학적 검증이 부족하다. 특히 호흡은 자율신경과 연결되어 있어서 자칫하면 단전호흡으로 자율신경을 왜곡시켜 건강을 해칠 수도 있다.

호흡은 가만히 두면 별문제가 없지만, 호흡을 간섭하기 시작하면 그때부터 인체의 생리적, 물리적 반작용의 역습을 받을 수 있다. 따라서 억지 호흡을 하거나 그에 따른 부작용을 간과하게 되면 단전호흡은 득보다 실이 많아지게 된다.

원래 호흡법은 정신수련의 한 방편이었다. 그러다가 어떤 특정인들의 극단적이고 초월적인 호흡을 따라하게 되면서 되레 건강을 해치거나 신비주의에 경도되어 삿된 길로 빠지는 경우를 볼 수 있었다.

나는 이를 안타깝게 생각하여 단전호흡에 대한 대중들의 이해를 돕고 건강에 도움이 되고자 단전호흡의 불편한 진실을 알리고자 한다.

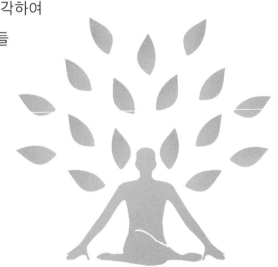

단전호흡으로 숨을 깊게 쉴수록 건강에 좋다(?)

숨을 깊게 마시고 내쉬는 호흡을 계속하면 건강에 도움이 된다는 잘못된 믿음 때문에 단전호흡으로 건강을 해치는 경우를 종종 보게 된다.

일반적인 단전호흡에서는 들숨을 3초 이상 깊게 마시고, 날숨을 3초 이상 깊게 내쉬도록 한다. 심지어 숨을 3초 이상 억지로 멈추게 하는 지식止息을 강제한다.

전통적인 호흡법에서는 이상적인 호흡으로 '코앞에 새털이 흔들리지 않을 정도로 한없이 고요하고 부드러우며 자연스럽게 하라.'고 권한다. 즉 인위적인 억지 호흡 말고 자연스럽게 호흡을 하라는 것이다.

단전호흡에서 숨을 깊게 하라고 가르치는 주된 이유는 산소를 깊게 많이 마시고 이산화탄소를 많이 배출하기 위해서라고 한다.

그러나 호흡의 과학에서는 아니라고 말한다. 공기를 깊게 마시며 산소를 많이 흡입한다고 무조건 몸에 이롭지 않다. 그리고 이산화탄소도 많이 내보낸다고 다 좋은 것이 아니라는 걸 호흡의 과학은 '보어 효과'로 말하고 있다.

보어 효과의 핵심은 산소를 얼마나 많이 마시느냐가 아니라 산소를 어떻게 사용하느냐에 있다. 그리고 이산화탄소는 무조건 제거 대상이 아니라 적정량이 혈액 속에 유지돼야 산소를 효과적으로 사용할 수 있다고 말한다.

또한 산소는 항시 혈액 속에 거의 포화 상태로 있으므로 굳이 산소를 억지로 깊게 흡입할 필요가 없다는 것이다. 호흡 중추인 숨뇌를 중심으로 필요한 산소를 흡입하도록 자동 조절하기 때문에 산소를 억지로 마시는 수고를 하지 않아도 된다는 것이다. 오히려 과다한 산소 흡입은 혈관을 50%까지 수축시켜 산소의 운반 속도를 지연시키고, 활성산소의 체내 잔류량을 높여서 건강을 해칠 수 있다고 한다.

사람이 몸을 움직이지 않고 정적인 상태에서는 공기의 유입량이 1분당 평균 4~6ℓ라고 한다. 이때 혈액의 산소 농도는 95~99% 정도 되며, 산소 농도가 100% 되면 적혈구에서 산소를 꽉 잡고 놓아주지 않기 때문에 오히려 세포조직에 산소를 보내는 능력이 떨어질 수 있다고 한다.

억지로 깊은 숨을 쉬지 않아도 호흡 중추인 숨뇌에서는 혈액의 산도(pH)와 이산화탄소 및 산소 농도를 관찰하여 일정량 이상으로 이산화탄소 수치가 증가하면 이를 내보내고 대신 산소를 유입시키게 된다고 한다.

이처럼 숨뇌는 알아서 호흡을 조절하여 pH를 조절하게 되므로 인위적으로 숨을 깊게 들이마실 아무런 이유가 없다는 것이다.

한숨과 같이 숨을 깊게 내쉬는 심호흡은 몸과 마음이 긴장되어 있을 때 가끔 한두 번 정도는 긴장 해소나 기분 전환에 도움을 줄 수 있다.

그러나 단전호흡으로 심호흡을 지속해서 습관적으로 한다면 과호흡이 되어 여러 가지 정신적·신체적인 문제를 일으킬 수 있다. 입으로 숨을 자주 쉬거나 한숨을 자주 쉬는 것은 대표적인 과호흡의 징후다. 음식에서 하루 섭취 기준 열량을 따지듯이 호흡에도 가스 교환의 기준치가 있다. 과식이든 과호흡이든 모두 건강을 해치는 요인이 될 수 있다.

단전호흡으로 이산화탄소를 과도하게 내보내서 혈액 내 이산화탄소가 부족하면 적혈구의 산소 방출량이 줄게 되어 세포로 가는 산소가 부족해진다.

반면에 얕은 호흡은 혈액 내 이산화탄소의 양이 과도하게 많아지므로 체질이 산성화되어 각종 질병에 노출될 수 있다. 따라서 호흡 중추의 지시대로 자연스럽게 숨을 쉬어야 항상성 작용에 따라 생리적 활동이 정상적으로 이뤄질 수 있다.

숨을 깊게 마시면 산소가
세포 깊숙이 들어간다(?)

단전호흡하면 먼저 숨을 깊게 마셔서 배를 풍선과 같이 부풀게 하고, 숨을 내쉬면서 배가 등 쪽으로 들어가게 하는 인위적인 모습이 연상된다. 그것은 공기를 깊게 마셔서 산소를 세포 깊숙이 보내고, 이산화탄소 배출을 늘리기 위해서라고 한다.

날숨을 내쉬면 들숨은 알아서 들어오기 마련인데 굳이 배를 억지로 부풀려서 산소를 깊이 마실 필요가 없으며, 설령 숨을 깊이 마신다고 해도 산소가 직접적으로 세포조직에 들어가지 않는다. 공기 중 산소는 폐 속의 폐포를 통해 모세혈관으로 유입되어 적혈구를 통해 세포조직에 공급된다.

이처럼 산소는 여러 경로를 거치는 간접적인 방법으로 세포에 도달하는 것이지 깊은 숨을 통해 직접적으로 세포조직에 보낼 수 없다는 게 호흡의 기본원리다. 또한 어떤 이들은 깊은 들숨으로 복압을 높여서 산소를 세포 깊숙이 유입시키고, 내장기관의 기혈순환을 좋아지게 하는 데 도움이 된다고 한다.

　그러나 복압은 날숨을 통해 복근을 등 뒤쪽으로 밀면서 일어나는 것이지 들숨과는 상관없는 일이다. 오히려 강한 들숨 작용으로 교감신경이 항진되면서 기혈순환에 방해가 된다.

숨의 길이를 점차 늘여가면 신체 기능이 좋아진다(?)

건강한 사람이 안정기에 하는 호흡은 약 4~5초마다 한 번씩 하게 되는데, 단전호흡으로 10초, 15초씩 숨을 점차 늘려서 호흡하게 되면 신체 기능을 활성화할 수 있다고 말한다.

　들숨과 날숨의 길이를 과도하게 늘이는 방식의 호흡은 종국엔 과호흡으로 이어져 호흡 중추인 숨뇌의 호흡 조절 기능을 왜곡시켜 숨뇌에 의한 항상성 작용을 방해하게 된다. 그리고 과호흡에 의한 날숨은 폐에서 필요 이상으로 이산화탄소를 배출하게 되어 이산화탄소의 혈액 내 농도를 과도하게 낮추게 된다. 이때 숨뇌는 이산화탄소가 많아서 과호흡이 일어나는 것으로 착각하여 혈액 내 이산화탄소를 제거하기 위해 과도한 날숨으로 과호흡의 악순환을 만들게 된다.

이산화탄소는 세포가 산소를 효율적으로 사용할 수 있도록 혈액 내의 적혈구에서 산소를 분리하는 착한 역할을 하기도 한다. 다시 말해 혈액 속 적혈구에 이산화탄소가 있을 때만 산소를 방출한다는 것이다.

그러므로 단전호흡에서 숨의 길이를 늘여서 이산화탄소를 지나치게 많이 내보내면 혈액에서 산소를 내보내는 양이 줄어들기 때문에 세포조직이 산소를 정상적으로 공급받지 못하는 나쁜 결과를 초래한다.

따라서 건강한 호흡은 무턱대고 호흡의 길이를 늘이는 것이 아니라 오히려 날숨과 들숨 사이에 휴식기를 길게 두는 것이 바람직하다.

호흡의 시작은 들숨으로 한다(?)

단전호흡 할 때 들숨을 몇 초간 마시게 하고, 날숨을 몇 초간 내쉬게 하는 방식으로 들숨을 먼저 쉬도록 한다. 그러나 평소에 무의식적으로 하는 호흡은 상관없지만, 호흡 수련과 같이 의도적으로 하는 호흡은 날숨부터 시작하는 것이 합당하다.

인간은 태어날 때 울면서 날숨으로 호흡을 시작하고, 생을 마감할 때는 들숨으로 호흡을 마치게 된다. 따라서 아기들이 태어날 때 '앙~'하고 울면서 날숨으로 막힌 기도를 열고 폐 속에 고인 가스를 배출시키는 본능적 행위를 먼저 하듯이 호흡 수련도 마찬가지로 먼저 날숨으로 폐의 탁한 물질을 충분히 비운 다음 들숨으로 신선한 공기를 마시는 것이 마땅하다.

또 다른 예로 물에 빠져 숨이 멎은 상태에서 인공호흡으로 호흡을 회복시키면 먼저 '푸~'하며 날숨으로 폐 속의 물을 밖으로 내뿜게 된다.

이처럼 먼저 날숨으로 폐 속의 가스나 불순물을 밖으로 내보내서 폐를 비우면 호흡 중추에서 알아서 들숨을 일으켜 적정량의 공기를 폐 속으로 유입시키게 된다.

호흡을 관장하는 폐는 꽈리 모양의 폐포에 의해 혈액과 가스를 교환한다. 폐포는 횡격막 등 주변 호흡근의 도움으로 작동하며 원활한 가스교환으로 호흡을 순조롭게 한다. 따라서 횡격막과 복근 등으로 날숨 작용이 충분히 이뤄져야 가스교환도 충분해진다.

이처럼 호흡은 날숨으로 이산화탄소를 내보내고 들숨으로 산소를 흡입하는 가스교환 작용이다. 이때 날숨으로 폐포 속의 이산화탄소를 내보내지 않으면 폐포 속의 이산화탄소 잔류량 때문에 폐포 내에 산소가 제대로 들어갈 수 없어서 가스교환 작용이 원활하지 못하게 된다. 먼저 날숨을 길게 내쉬는 것이 호흡의 생리적 작용에 맞는 이치다. 컵에 깨끗한 물을 받기 위해서는 먼저 컵에 담긴 오염된 물을 버리고 새로운 물을 받으면 된다.

지금껏 수련자들 사이엔 호흡 수련을 들숨으로 시작한다는 고정관념이 자리하고 있다. 고정관념에서 벗어나 호흡이 생겨난 순리대로 날숨이 매 호흡의 시작이라 생각하고 숨을 쉬는 것이 바람직하다.

들숨과 날숨의 길이를 같게 한다(?)

단전호흡에서는 들숨을 3초 마시고, 날숨을 3초 내쉬게 하거나 호흡의 길이를 더 늘여서 하는 등 들숨과 날숨의 길이를 똑같이 하도록 강제한다.

들숨보다 날숨이 긴 자연 호흡을 하게 되면 호흡이 안정되고 부드럽다. 가장 이상적인 호흡을 하는 아기들의 울고 웃는 모습과 잠자는 모습을 지켜보면 날숨이 길고 들숨이 짧은 자연 호흡을 한다.

성인들의 이상적인 자연 호흡은 잠잘 때 하는 호흡이다. 수면 호흡은 날숨과 들숨의 길이가 3:2 정도로 날숨이 들숨보다 긴 호흡이다.

건강한 자연 호흡은 날숨을 길게 하며 들숨은 간섭하지 않는다. 다만 날숨은 들숨보다 1.5배 정도 길게 한다. 단전호흡법은 이 같은 자연 호흡에서 벗어나 있다.

인체는 여러 가지 생리적 이유로 산소가 많이 필요할 때가 있고 이산화탄소를 많이 내보내야 할 상황이 생길 수 있다. 이러한 생리적 환경을 무시하고, 들숨과 날숨의 길이를 인위적으로 같이 맞추게 되면 숨뇌의 자율적 호흡 조절 기능이 혼란해져 혈액 내의 산소 포화도와 이산화탄소의 적정량을 왜곡시켜 오히려 건강을 해칠 수 있다.

따라서 건강한 호흡은 들숨보다 날숨이 긴 자연 호흡을 하는 것이다.

단전호흡을 많이 할수록 건강에 좋다(?)

호흡은 원래 타고난 천부적 기능이므로 굳이 별도로 배워서 할 필요는 없다. 그래서 잠잘 때나 일상생활 중에 숨 쉬는 것을 거의 잊고 산다. 그것은 호흡 중추의 명령에 따라 무의식적으로 자연 호흡이 이루어지기 때문이다. 즉, 호흡 중추의 숨뇌를 중심으로 호흡의 들숨과 날숨이 반복적이고 규칙적으로 일어나게 된다.

숨을 의식하지 않고 자연 호흡을 하게 되면 심신에 장애가 없는 한 호흡곤란으로 인한 문제는 생기지 않는다.

그런데 건강을 위해 호흡 관련 서적이나 호흡 수련원 등에서 배운 인위적 호흡법을 따라하다 보면 부작용을 겪는 경우가 발생한다. 그리고 더 열심히 해보겠다는 생각으로 시도 때도 없이 온종일 호흡법을 따라하게 되면 억지 호흡에 따른 더 심각한 부작용이 따르게 된다.

호흡은 숨뇌의 무의식 작용인데 인위적으로 장시간 의식적인 호흡을 하게 되면 무의식 호흡작용은 위축되어 의식 호흡에 의존하는 결과를 초래할 수 있다. 즉 의식적인 과호흡으로 숨을 크게 들이키지 않으면 가슴이 답답해지게 되는데 그것은 호흡 중추의 항상성 기능이 왜곡되었다는 것을 의미한다.

호흡을 인위적으로 오랜 시간 지속하면 자율신경이 왜곡되면서 호흡의 대표적 부작용인 상기증에 시달리게 된다. 온종일 하는 단전호흡은 호흡 중추와 자율신경을 왜곡하여 생명 시스템을 혼란스럽게 한다.

그래서 호흡 수련은 재활 호흡을 원칙으로 해야 한다. 호흡 수련은 자율신경실조나 호흡 중추의 왜곡 등 호흡 조절 기능에 이상이 생겼을 때, 또는 원래 타고난 호흡인 태식에서 벗어난 호흡을 정상적으로 회복하는 차원의 재활 호흡이어야 한다.

재활 호흡은 하루에 두세 번 하며, 한 번에 5분 정도가 적당하다. 그 이상 장시간 호흡 수련을 지속하게 되면 호흡의 반작용으로 호흡 수련의 부작용에 시달릴 수 있다.

호흡 수련은 호흡 교정이나 호흡근 단련 등 건강이 목적이어야 한다. 그렇지 않고 호기심 차원이나 초월적인 의식 확장을 위하는 등 건강과 무관한 호흡 수련에는 관심을 끊는 것이 건강에 좋다.

숨을 억지로 멈추는 지식이
호흡의 수준을 높인다(?)

단전호흡에서 들숨과 날숨 중간에 지식止息으로 숨을 강제로 멈추게 한다. 왜 호흡을 억지로 멈추게 하는지 수련자도 그 이유를 잘 모르고 있으며, 지식 호흡을 하게 되면 호흡의 수준을 높일 수 있다는 지도자의 오도된 가르침에 따르고 있을 뿐이다.

호흡 수련은 건강이 우선이고 목적이 돼야 한다. 하지만 호흡 간에 인위적으로 숨을 멈추게 하는 지식은 몸을 극도의 스트레스 상태로 만들어 건강을 위협할 수 있다.

숨을 억지로 멈추게 되면 뇌는 일시적인 산소 부족을 만

회하기 위해 혈액을 머리 쪽으로 몰리게 하면서 상기 증세를 일으킨다. 특히 들숨 후에 숨을 멈추게 되면 들숨과 연결된 교감신경이 항진되면서 상기 증세를 더 가중하게 되고 전신의 기혈순환을 저해한다.

반면에 날숨 후에 일어나는 자연스러운 숨의 멈춤 현상은 휴식休息이라 하여 오히려 부교감신경을 항진시켜 심신의 안정에 도움이 된다.

이상적인 호흡은 인위적이지 않은 무위자연 호흡이다. 자연 호흡으로 날숨을 부드럽고 길게 내쉬면 숨 끝자락에 자연스럽고 조용한 휴식기休息期가 따라온다. 이러한 휴식기는 아기의 배냇 호흡 때부터 하던 것으로 억지로 숨을 멈추게 하는 지식과 다르다. 아기들은 호흡의 휴식기로 인해 면역력이 높아진다. 그리고 잠잘 때의 호흡은 휴식기를 더 길게 하므로 잠을 많이 자는 아기들은 병에 대한 저항력이 높아져 잔병치레가 적다.

몸이 힘들 때 잠깐 쉬는 걸 흔히 휴식이라 한다. 이러한 휴식의 참뜻은 호흡작용을 잠깐 멈추고, 호흡을 잠시 쉬게 하는 것이다. 일례로 산을 오르며 숨이 찰 때 잠시 쉬면서 호흡을 고르며 날숨을 길게 내쉬면 자연스럽게 휴식이 오게 된다. 이때 에너지가 충전된다. 반면에 호흡을 계속해서 헐떡거리게 되면 휴식에 방해를 준다.

휴식기가 있는 숨은 복근과 횡격막 등 호흡근의 긴장을 줄이고 호흡근을 탄력적이고 유연하게 움직이도록 한다.

따라서 호흡근의 이완을 위해 자연스러운 휴식기가 필요하다. 배를 크게 부풀리는 강 호흡과 숨을 억지로 멈추는 지식은 호흡근을 오히려 긴장시키게 된다. 그렇게 되면 숨뇌와 호흡근 시스템이 왜곡되어 호흡곤란을 초래할 수 있고 몸은 긴장 상태가 된다.

단전호흡으로 하단전에 축기한다(?)

인체의 4대 단전 중 하단전은 몸의 무게중심에 해당하므로 에너지가 응축되어 있다. 이러한 응축된 기운을 축기라 하며, 단전호흡에서는 호흡을 통해 단전에 축기를 시키려 한다.

눈에 보이지 않는 무형의 기를 호흡 수련으로 축기한다는 것은 마치 손으로 공기를 잡겠다는 무모함과 별반 다르지 않다. 호흡 수련을 해본 경험자들은 곧바로 그 사실을 깨닫게 된다.

축기 수련은 몸 수련이 아닌 뇌 수련을 통해 축기의 결과물을 미리 설정하고 수련하면 예측 가능한 수련이 될 수 있다. 그것은 뇌가 이미지의 시각적인 현상에는 인식도가 높지만, 비시각적인 무형의 기는 인식도가 떨어지기 때문이다. 그래서 단전호흡을 통해 오랫동안 축기 수련을 해도 뇌는 축기 상태를 인식하지 못하므로 축기의 경지에 도달하기 쉽지 않다.

건강을 위한 운동이나 수련은 보편성이 있어야 지속할 가치가 있다. 예컨대 근육 단련을 위해 근력운동을 했을 때 일정 시간 지나면 누구나 근육 발달이 이뤄지는 등 운동의 성과가 나타나는 보편적 결과물이 있어야 한다.

그러나 단전호흡으로 오랫동안 축기 수련을 해도 객관적인 수련의 결과물이 없다면 그것은 수련의 보편성이 확보되지 않는 뜬구름잡기식의 무모한 수련이 될 수 있다.

원래의 수련방식대로 단전과 호흡을 분리하여 단전 수련으로 뇌의 시각적 기전을 이용해 미래의 결과물로 이미지 수련을 하게 되면 누구나 축기의 결과물을 경험하게 되며, 축기 여부를 즉석에서 확인할 수 있다.

단전의 위치는 배꼽 아래 특정한 혈 자리에 있다(?)

단전호흡에서는 단전 자리를 배꼽 아래의 임맥 선상에 있는 관원, 기해, 석문 등과 같은 특정한 경혈 자리나 그 뒤편의 어느 한 곳을 지정한다.

하단전 자리는 에너지가 응집된 곳으로 인체의 무게중심이다. 그곳이 바로 태아 적에 탯줄을 통해 몸의 중심으로 에너지를 공급받던 배꼽의 뒤편이며, 몸의 에너지가 집중되어 있는 무게중심 자리다.

따라서 하단전은 특정한 혈 자리나 그 주변 부위가 아닌 인체의 무게중심이며 무형의 파워존으로서 에너지 센터 자리다. 지금까지 알고 있었던 단전의 위치와는 사뭇 다른 것이다.

그 이유는 단전을 배꼽 아래 2촌 또는 3촌에 있다고 하여 '배꼽 아래'의 잘못된 해석에 따른 오해에서 비롯되었다고 할 수 있다. '배꼽 아래'란 의미는 수련의 기본이 되는 와식, 즉 누운 자세에서 배꼽 아래[臍下]를 뜻하는 것인데, 옛 문헌의 몇몇 수련 지침서에서 '배꼽 아래'라고 표기한 것을 요즘 사람들의 주관적 해석에 따른 오해에서 비롯되었다고 할 수 있다.

단전호흡을 주로 앉아서 수련하게 되면서 좌식의 관점에서 배꼽 아래라 하면 인체의 피부 표면 정중선에 있는 특정한 경혈점을 지목하게 된 것이다.

또한 경혈 자리 뒤쪽으로 몇 촌 들어간 부위를 단전이라 하며 미로 찾기 하듯이 수련자들을 헷갈리게 한 건 사실이다. 하지만 누운 자세에서 '배꼽 아래 3촌'이라고 하면 당연히 배꼽 밑 몸 중심을 가리킨다.

예컨대 사과의 배꼽 아래라고 하면 당연히 씨앗 부위가 있는 사과 중심을 말할 것이다. 사물의 모양이 사과처럼 둥글게 생겼든 사람처럼 길쭉하게 생겼든 그 한가운데엔 무게중심이 존재한다.

이러한 무게중심이 있는 곳이 에너지가 응집된 단전 자리이다. 인체의 단전 자리도 무게중심이 있는 배꼽 뒤쪽이 될 것이다. 이처럼 사물의 무게중심 쪽으로 에너지가 모이는 것은 지구 중력의 영향에 따른 불변의 법칙이다.

단전은 역사적으로 중국 후한의 위백양이 쓴 『주역참동계』에 처음 등장하며, 그동안 많은 수련자로부터 이론이 분분한 변화의 부침을 거치며 전해왔다고 볼 수 있다.

진나라의 갈홍은 『포박자』에서 단전이 배꼽 밑 2촌 반에 있다 하였고, 중국 북송의 장백단은『금단도』에서 단전을 배꼽 밑 3촌쯤에 있다 하였다.

그러나 이 또한 누운 자세의 와식 수련에서 단전의 위치를 정하였다. 그리고 사람의 허리둘레가 제각각이라 배꼽 아래 단전의 위치도 달라질 수밖에 없었다.

인도 요가의 좌식법 영향을 받기 전 우리의 고유 수련법은 사실 누워서 하는 와식법이었던 것이 고대 전통 수련 지침서 곳곳에서 발견된다.

그리고 단전의 위치를 좀 더 구체적으로 명시한『황제내경』의 '난경'에 따르면 '단전은 배꼽 아래로 3촌 떨어진 곳에 있으며, 단전의 둘레는 4촌이다. 그곳은 신간동기腎間動氣 즉 양쪽 신장 사이가 되며, 이곳을 생기의 근원이라 한다.'라고 하였다. 즉, 두 개의 신장 사이에 있는 자리가 배꼽 뒤쪽의 하단전이라는 것이다. 이 또한 와식법을 전제로 한 것이다.

해부학적으로도 심장에서 내려온 굵은 복대동맥이 배꼽 뒤쪽에서 두 갈래로 분기되어 양쪽 다리로 내려가게 되는데, 이때 배꼽 뒤 분기점에서 혈액의 반동 작용으로 강한 에너지가 발생하게 된다. 이것 역시 배꼽 뒤가 단전 자리가 되어야 하는 여러 가지 이유 중 하나가 된다.

단전호흡은 가부좌 자세로 해야 한다(?)

단전호흡은 앉아서 하는 가부좌 자세가 먼저 떠오를 정도로 단전호흡하면 거의 가부좌법으로 고정되어 있다.

호흡 수련에 있어서 자세는 매우 중요하다. 그렇다고 반드시 가부좌로 앉아서 허리를 곧게 세우는 것이 능사가 아니다. 의자에 앉는 문화에 익숙해져 있는 현대인에게 억지로 가부좌로 장시간 앉게 하면 자세도 불편할 뿐 아니라 무릎과 넓적다리 관절, 허리에 무리가 오게 된다. 하지만 단전호흡에서는 주로 가부좌 자세로 수련하는 경향이 있다.

가부좌 자세의 단점은 장시간 앉아 있으면 무릎 관절 등에 무리가 오면서 무릎 통증이나 다리에 쥐가 나는 등 집중을 방해하고 신체 구조에 무리가 오게 된다.

호흡 수련이나 명상에서 자세의 핵심은 척추를 바르게 하는 데 있다. 척추를 바르게 함으로써 뇌에 산소 공급이 순조롭고 기혈순환이 원활해져 수련의 효율성을 높일 수 있다. 그래서 수련의 자세는 누워서 하든, 서서 하든, 벽에 기대서 하든, 다리를 뻗고 앉아서 하든 상관없다. 허리가 펴진 상태만 유지하면 된다.

누워서 하는 와식법은 좌식법보다 척추의 긴장을 줄이고 무릎 관절과 고관절 등에 무리 없이 할 수 있는 이점이 있다. 그리고 앉아서 수련하더라도 아기들의 삼각 좌법을 하게 되면 무릎과 고관절의 무리를 줄일 수 있다.

따라서 굳이 가부좌 자세로 앉아서 기혈순환과 림프의 흐름을 방해하는 수련법을 고집할 필요는 없다.

불편한 진실 ⑪

단전호흡으로 도통하여
세상 이치를 깨우친다(?)

단전호흡을 통해 의식을 확장하여 높은 경지에 올라 우주의 이치를 깨우쳐 각성하겠다고 한다.

단전호흡으로 건강에 도움을 주고자 하는 것은 일면 이해가 간다. 그러나 건강 외적인 것에 대해서는 동의하기 어렵다.

단전호흡이나 의식수련 등으로 정신을 고도로 집중하면

수련 편차라 하여 부작용을 동반할 수 있다.

우리의 뇌는 집중을 고도로 하면 최면 상태에 빠져 잠재의식 속의 영상, 즉 환영을 보거나 환청을 들을 수 있다. 그리고 이것이 반복되면 자신이 특별한 존재가 되었거나 도통하여 깨달음을 얻은 것처럼 과대망상에 빠지게 되며, 주변 사람의 조언을 멀리하는 등 여러 가지 정신적, 신체적인 문제를 일으키게 된다.

사실 깨달음이란 내면에 있는 빛을 보는 것이 전부다. 빛처럼 잠시 반짝하고 사라지는 것이 깨달음의 실체다. 이러한 빛은 지혜의 반짝임이다. 단전 수련 중이나 호흡 수련 중에 어느 절정의 순간에 번뜩이는 섬광과 같이 본능적 통찰력이 일순간에 스쳐 지나가는 걸 경험할 수 있다.

그런데 빛처럼 번쩍하는 순간적인 각성의 경험을 세상을 향해 장황하게 설명하려 한다. 찰나적인 개인의 성취에 지나지 않는 것을 영웅담으로 말을 마구 만들어내기도 한다.

그러나 개인적 각성은 꿈에 지나지 않으며, 어떠한 말로써도 묘사할 수 없다. 왜냐하면 경험이란 것은 벌써 마음이 끼어들어 깨달음의 진정성을 왜곡시키기 때문이다. 그래서 도를 도라고 하는 순간 그것은 도가 아니라고 하지 않던가.

깨달음의 궁극은 빛이다. 즉, 빛이 곧 깨달음이며, 깨달음을 얻는다는 것은 빛을 보는 것이다.

따라서 깨달음은 어느 사람도 성취하였다고 해서는 안 될 말이다. 깨달음은 그저 빛을 보았을 뿐인데 어느 누가 깨달음을 성취하였다고 대놓고 말할 수 있겠는가.

우리는 의식수련을 통해 자신의 내면에 있는 본성인 빛을 보는 것이다.

그러나 자신의 본성을 찾는 데 정해진 길은 없다. 다만 자신의 내면에 본성의 빛이 존재한다는 걸 먼저 깨우쳐야 한다. 즉, 존재하는 모든 것은 본질이 빛이며, 그들 하나하나는 빛이 보여주는 하나의 현상에 지나지 않는다는 걸 깨달아야 한다.

빛은 무엇에 대해서도, 그리고 누구에게도 결코 간섭하는 법이 없다. 빛은 그저 비추고 있을 뿐인데, 빛이 무엇을 상관하겠는가. 그리고 빛은 어느 곳에나 존재하고 있으며, 각성하여 빛을 바라보면 찬란한 빛이 내 안의 본성임을 깨우치게 된다.

상, 중, 하단전에 정, 기, 신이 속한다(?)

원래 단전은 신체 구조상 상, 중, 하, 성단전으로 된 4대 단전이어야 한다. 그런데 단전의 기반이 되는 성단전을 배제하고 3대 단전이 고착되면서 단전의 체계와 인체의 체강 체계가 서로 어긋나게 된 것이다.

그것은 고대의 해부학적 탐구가 부족했던 시절 4대 체강을 제대로 이해하지 못하면서 골반강 내의 성단전 자리를 빠뜨리게 된 것으로 볼 수 있다.

그리고 노자, 공자, 맹자의 점잖은 문화가 주류였던 시대를 거치며 성문화가 더욱 은밀해지면서 자연스럽게 성단전의 존재가 유명무실해져 버린 것이다.

그래서 4대 단전의 '성단전'과 정, 기, 혈, 신의 '혈'이 빠진 인체 역학에 맞지 않는 구조가 되었다고 본다.

인체 과학에서는 몸을 크게 두개강, 흉강, 복강, 골반강의 네 공간으로 나눠진 4대 체강으로 분류한다. 4대 체강의 중심에 각각 상단전, 중단전, 하단전, 성단전의 4대 단전이 자리하며, 각 체강의 주체가 된다.

각 체강에 자리하는 4대 단전의 속성을 정, 기, 혈, 신이라 하여 성단전은 정의 속성을 갖게 되고, 하단전은 기, 중단전은 혈, 상단전은 신의 속성을 갖는다.

4대 단전을 수련하면 정, 기, 혈, 신을 각성시켜 4대 생명 시스템인 생식계, 소화계, 순환계, 신경계를 활성화하여 심신을 건강하게 한다.

이처럼 생명 활동의 기본 소재인 정, 기, 혈, 신은 서로 상생 관계를 이루며 생명 시스템을 조화롭게 한다. 성단전은 정이 영글고, 하단전은 기가 충만하고, 중단전의 심장엔 혈이 가득하고, 상단전의 간뇌엔 신이 머문다.

이렇듯 정은 성 센터가 있는 성단전에 있어야 하고, 기는 에너지 센터의 중심인 하단전에 있어야 하고, 혈은 심장이 있는 중단전에 있어야 하고, 신은 성신이 발현되는 뇌의 자리 상단전에 있어야 인체의 역학 구조와 생리적 체계상 맞는다고 할 수 있다.

4대 단전 수련을 오랫동안 해 온 나의 경험에 비춰봤을 때 정, 기, 혈, 신의 균형 있는 수련으로 몸과 마음의 평화를 얻을 수 있었다.

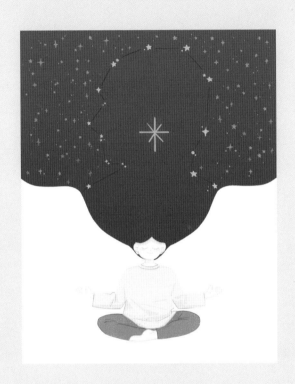

회춘의 비밀
단전&호흡 사용법

지은이 | 이성권

1판 1쇄 인쇄 | 2024년 8월 5일
1판 1쇄 발행 | 2024년 8월 15일

발행처 | 건강다이제스트
발행인 | 이정숙

출판등록 | 1996.9.9
등록번호 | 03 - 935호
주소 | 서울특별시 용산구 효창원로70길46(효창동, 대신빌딩 3층) 우편번호 04317
TEL | (02)702-6333
FAX | (02)702-6334

정가 18,000원

ISBN 979-11-87415-28-2 13510